アンチエイジング医療の医師が教える！

「食事」と「生活習慣」の極意

愛媛大学大学院抗加齢医学（新田ゼラチン）講座教授
兼・愛媛大学医学部附属病院　抗加齢予防医療センター長
伊賀瀬道也

日東書院

朝・昼・晩の１分運動のすすめ…①

人生100年時代の 100回ジャンプ

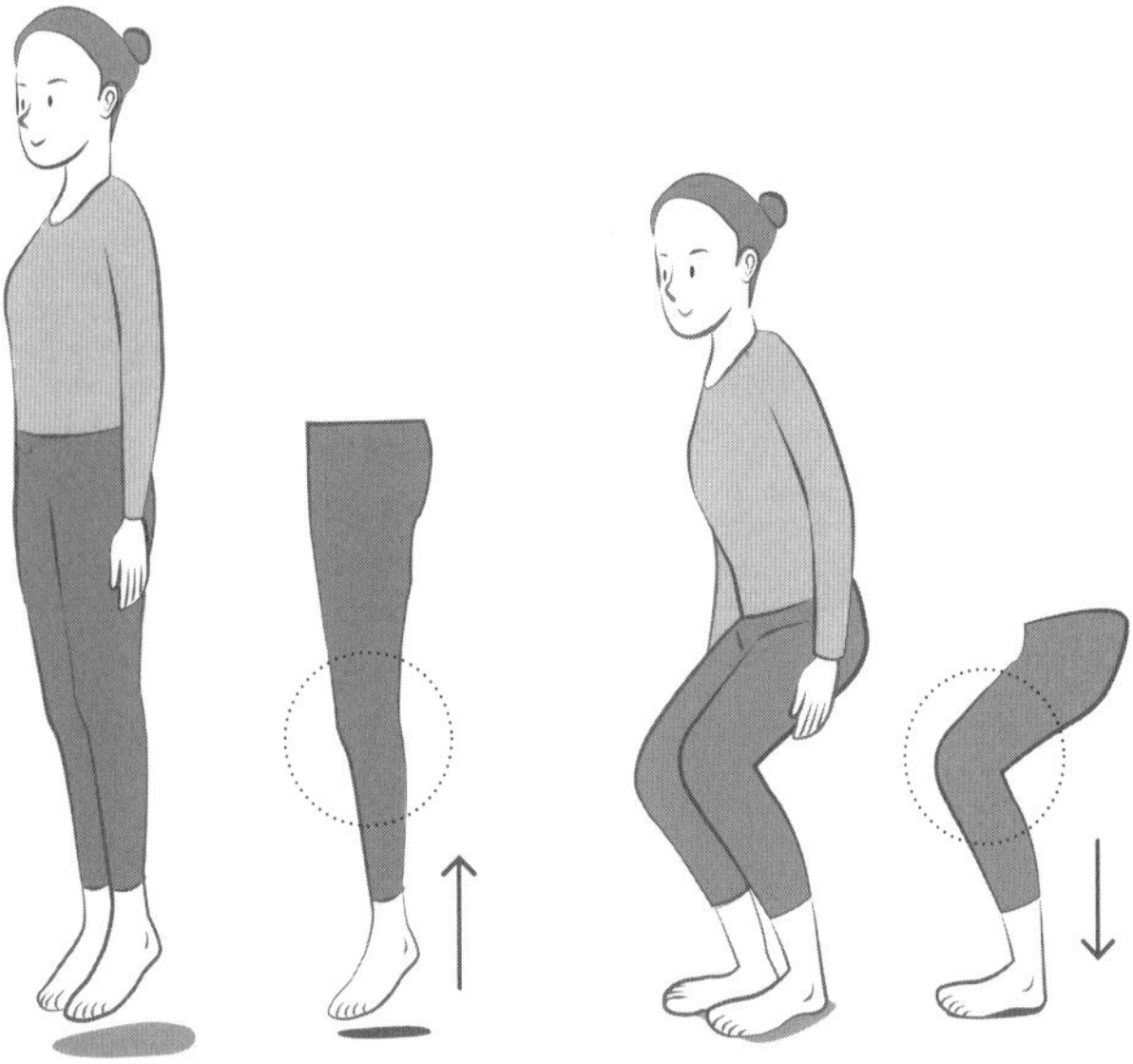

両手、両足、背筋を伸ばしまっすぐに立つ。

かかとが少し離れる程度に軽くジャンプする。

着地するときは膝を軽く曲げる。

小刻みに100回続ける。1分以内に終わるのが目安。

コツ

全身の力は抜く。
目線はまっすぐ前。
呼吸を止めないように、1、2、3…と声に出して数える。
やわらかい敷物の上で行う。ジャンプする前に、手足をほぐしておく。

Dr.伊賀瀬の解説

これは、私が自ら考案、実践しているジャンプです。このジャンプを続けるだけで代謝が上がり、1年で体重を8kg減らすことができました。足腰が丈夫になり、疲れにくくなったうえ、見た目も若々しくなったのです。

でもなぜジャンプ? ハードなのでは? いやいや、何はともあれ、まずはやってみてください。まずは3回。どうです? 全身の細胞がフツフツと活性化してきませんか。大人になると、いかにいつも”地に足がついている”生活しかしていないかが実感できると思います。ジャンプは全身の筋力を強化し、バランスを整えるので、転倒予防にもなります。

100回ジャンプの特徴

場所を選ばずどこでもできる

道具が必要ない

太もも、ふくらはぎの筋肉が鍛えられる

有酸素運動の効果が得られる

全身運動なので、代謝が良くなる

〈慣れてきたら…〉

ジャンプの高さを上げる。両手を上にあげてジャンプすると、インナーマッスルが鍛えられ、全身バランスがさらに良くなる。

〈慣れないうちは…〉

最初は数回でOK。1分間でできる回数を目指す。柱などを支えにしても良い。

ふくらはぎのポンプ刺激
かかと上げ下げ運動

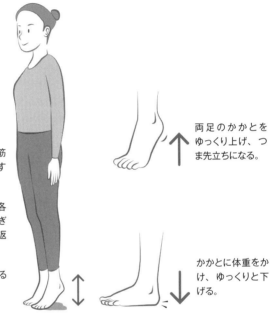

両手、両足、背筋を伸ばし、まっすぐに立つ。

上げ、下げを各30回、ふくらはぎを意識して繰り返す。

1分以内に終わるのが目安。

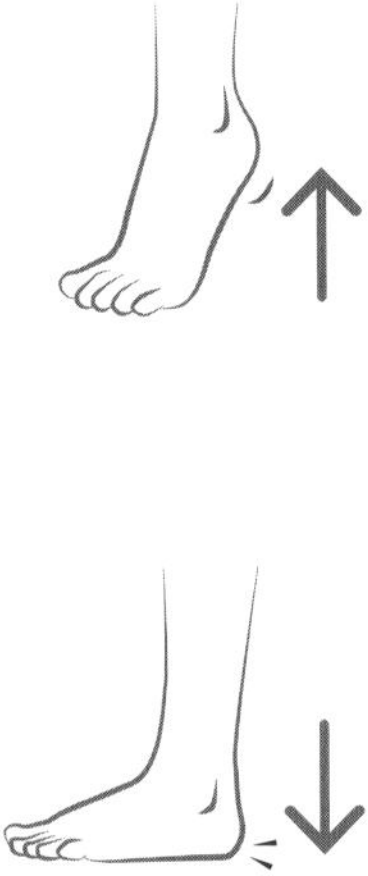

両足のかかとをゆっくり上げ、つま先立ちになる。

かかとに体重をかけ、ゆっくりと下げる。

コツ

全身の力は抜く。
目線はまっすぐ前。
呼吸を止めないように、1、2、3…と声に出して数える。
やわらかい敷物の上で行う。

Dr. 伊賀瀬の解説

いきなりジャンプするのが不安な人におすすめなのが右図の運動です。こちらであれば、ジャンプに自信のない方でも大丈夫。

ふくらはぎは、心臓から送り出された血液を、再び心臓に押し戻すためのポンプの役割をする大切な部位ですが、運動不足や加齢によってふくらはぎの筋肉が硬くなったり衰えたりすると、このポンプが次第にうまく働かなくなります。けれどもこの運動をすれば、ふくらはぎが自然に膨らんだり縮んだりするため、ポンプ機能が活性化し、血液を下から上へと押し上げてくれるので、全身の血のめぐりが良くなります。

かかと上げ下げ運動の特徴

場所を選ばずどこでもできる
道具が必要ない
ふくらはぎの筋肉が鍛えられる
毛細血管が活性化する
むくみや高血圧の予防になる

〈慣れてきたら…〉

日常生活のさまざまなシーンで、かかとの上げ下げをこまめに行う。信号を待ちながら、電車の吊り革につかまりながら、テレビを見ながら、歯を磨きながら、どこでも実践できる。

〈慣れないうちは…〉

最初はできるだけでOK。1分間にできる回数を目指す。椅子の背などを支えにしても良い。

まえがき

オプティマルヘルスの極意　～健康寿命100歳を目指して～

アンチエイジング（抗加齢）という言葉がすっかり市民権を得た現在、もうひとつ、みなさんに知っていただきたい新たな言葉と概念があります。それは「オプティマルヘルス」。予防医学の分野で使われている言葉で、「年齢ごとの最高・最善の心身状態をめざす健康観」を意味しています。これからは個々人にふさわしいアンチエイジングが求められる時代になるでしょう。

人生100年時代といわれていますが、現在の日本人の平均寿命は男女ともに80歳台で、健康寿命はさらに10歳前後低くなっています。「オプティマルヘルス」で思い切って100歳の健康寿命を目指しましょう。そのために必要なことは、あなたの現在の身体年齢が100歳まで生きるために十分なのか、あるいは不足しているのかを知り、できる限り平均状態よりも上をめざしていく、高い意識です。

オプティマルヘルスの予防医学の分類

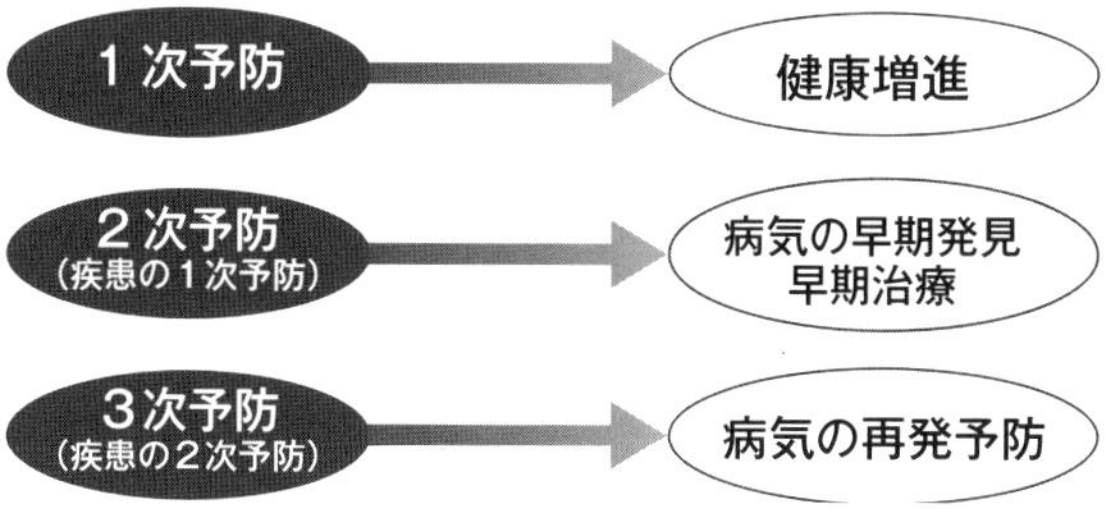

かつては、病気の早期発見・早期予防を「1次予防」、病気の再発予防を「2次予防」と呼んでいたのですが、「オプティマルヘルス」では、その前段階の「健康増進」に注目し、ここを1次予防としています。

個々人が自分の年齢にあった健康増進の自覚を持ち、本人の状態に応じ、より具体的なアンチエイジングを試みることで、多くの人が生理的な肉体寿命である100歳を健康に迎えられることが期待できるでしょう。

この本では、その一翼を担っていけるよう、健康増進のために必要な食事の考え方やアンチエイジングに効果のある栄養素、健康を支えるためのさまざまな生活習慣の工夫や研究に基づいた最新の知見を、たっぷりと紹介します。

〈目次〉

〈第1章〉　アンチエイジングの極意　食事編　～何を摂るか　どう摂るか～

〈スタッフ〉
装丁：おおつかさやか
DTP 制作ほか：やなぎさわけんいち
校正：上田康晴（office 銀杏の栞）
構成・編集：篠原麻子　伊藤　仁（Jin Publishing Inc.）
企画・編集担当：湯浅勝也

序章

「加齢」と「老化」の違い

オプティマルヘルスの極意

オプティマルヘルスの考えに基づくアンチエイジングとは？「抗加齢」というよりも「抗老化」に絞るべき

誰でも年を重ねると、これまで容易にできていたことがしんどくなったり、さまざまな病気の心配が出てきたりします。その理由は明白で、若い頃より臓器の働きが弱まり、さかんに分泌されていた成分が減り、老廃物が蓄積されていくからです。これは誰も抗《あらが》うことのできない「加齢変化」です。一方、「老化現象」は表れ方、進み方ともに人それぞれです。たとえば、歩く速度が徐々に遅くなっていくのは「加齢変化」ですが、自分なりの工夫で早歩きを試みるのは、オプティマルヘルスに基づいたアンチエイジング法になります。けれども、しんどいからとあまり歩かなくなることで足の力がますます衰えていくのは「老化現象」です。この違い、おわかりでしょうか。

ここでは「老化」を表すにキーワードについて、かんたんに説明します。いずれも本文で何度も出てくる言葉なので、頭のすみに入れておいてください。

「加齢」と「老化」の違い

老化を表すキーワード　**メタボリック症候群**

内臓脂肪の面積で老化を表す「メタボリック症候群」

医学的には内臓脂肪の多さ、具体的にはCT検査で内臓脂肪面積が100㎠あると「内臓脂肪が多い」と判断します。内臓脂肪は皮下脂肪と違って、蓄積すると、そこからさまざまな悪玉ホルモンが放出されて動脈硬化が進展することがわかっています。すなわち、脳卒中や心臓病になるリスクが高まることにつながるため、2008年より40歳以上を対象とした特定健診、通称・メタボ健診が組み込まれました。内臓脂肪が増える原因は運動不足や食べ過ぎなどによるもので、一般的に日本人の4人に1人は該当するといわれています（ちなみに特定検診ではCT検査は採用されていないので、内臓脂肪100㎠と相関する腹囲（男性85㎝、女性90㎝）で代用し、合わせて高血圧（130／85㎜Hg以上）、高血糖（空腹時血糖110㎎／dℓ以上）、脂質異常（中性脂肪150㎎／dℓ以上、または善玉コレステロール40㎎／dℓ以下）のうち2つに該当すると、メタボリック症候群と診断され、ハイリスク予備軍として生活指導が行われます。しかし、この段階では自覚症状のない人がほとんどのせいか、最後まで指導を受けたのは、対象者の15%ほどというデータが出ています。「早め早めの生活習慣の見直し」というのが実はいかに難しいかがわかる数字ですね。

老化を表すキーワード

サルコペニア

筋肉量の減少が老化を表す「サルコペニア」

ギリシャ語で「サルコ」は肉、「ペニア」は失うを意味し、加齢とともに生じてくる筋肉量の減少を指しますが、この言葉が使われるときは、暦年齢以上に減少が進み、身体機能が低下している状態——つまり「老化現象」として扱われる場合が多いです。なぜなら、サルコペニアが進むと、たんに身体活動が下がるだけでなく、インスリン抵抗性が増悪する（筋肉は血糖値の調節を行うので、筋肉量が減ると血糖値の上昇につながる）こともわかってきました。私たちの研究でも、太ももの筋肉量が多い（筋肉の面積が大きい）と動脈硬化の進展度が小さく、かつ、身体のバランスもいいということが判明しました。さらに、サルコペニアとともにメタボリック症候群が合併すると、身体のバランスもより悪くなるとともに、動脈硬化由来の病気の発症リスクを増悪させることも見えてきたのです。つまり、筋肉の減少と内臓脂肪の増加が合わさると、健康寿命のさらなる短縮につながるのです。

サルコペニアは、太ももやお尻に代表される大きな筋肉の萎縮《いしゅく》が一番問題だとされているので、下半身の筋肉の維持が老化に陥るかどうかのカギといえるでしょう。

老化を表すキーワード　**ロコモティブ症候群**

運動器の障害による老化を表す「ロコモティブ症候群」

これは２００７年に日本整形外科学会が新たに提唱した言葉です。ロコモティブとは「運動器」という意味で、運動器の衰えにより、転倒や骨折で要介護になる危険性の高い状態になることを指しています。

運動器とは、骨、筋肉、関節、椎間板などのこと。「人間はこれらの運動器に支えられて生きており、運動器の健康のために医学的に適切な評価と対策が重要である」として、いわゆる生活習慣病予防とはまた別の概念として広まりました。その背景には、やはり健康寿命という考え方が広まってきたことにあります。

健康寿命は、いい換えると介護を必要とせずに、基本的な生活ができる状態でいられる年齢のことです。それまで健康だった人が介護が必要になる要因の割合は、２０１８年度の内閣府のデータによると認知症（19％）や脳卒中（15％）によるものが大きいのですが、一方で「骨折・転倒」「関節疾患」を合わせたものも22％を占め、運動器障害も要介護の原因になって、高齢者の生活の質（ＱＯＬ）を落とすことになるからです。ロコモの原因となる運動器障害の代表的な疾患には、「骨粗しょう症」と「変形性膝関節症」があります。

老化を表すキーワード

フレイル

心身及び社会的な脆弱性《ぜいじゃく》による老化を表す「フレイル」

こちらは、2014年に日本老年医学会が提唱した言葉です。「脆弱性」という意味で、高齢者は、脳卒中のような突然発症する病気で要介護状態へ陥る「突然移行」もありますが、「フレイル」という中間的な段階を経て徐々に要介護状態に陥ることも多いという考え方に基づいています。この中には筋力や運動器の低下によって転びやすくなる「身体的な問題」はもちろんのこと、認知機能の低下やうつなどの「精神・心理的問題」も関係してきます。さらには、独居を余儀なくされるというような「社会的問題」などもからみあっています。このようなさまざまなストレスに対する脆弱性が亢進《こうしん》し、最終的には寝たきりになって健康寿命が損なわれていくリスクを指しています。一方で、こうした状態は徐々に進むがゆえに、適切な治療・予防や本人の努力などによって、ふたたび健常な状態に戻る可逆性がある、という意味合いも含まれます。

つまり、「加齢現象」に、さまざまな負の要素が重なることで、さらに脆弱性が増すと心身の老化、衰えにつながりますが、そうなる前の少しでも早い段階で、オプティマルヘルス及びアンチエイジングを実行に移せば、老化及び介護予防につながるのです。

「加齢」と「老化」の違い

老化を表すキーワード ゴースト血管

毛細血管の老化を表す「ゴースト血管」

健康は血管の状態で決まります。理由は、生活習慣病のほとんどが、動脈硬化が進展することによって引き起こされるからです。そのため、これまでは動脈（と静脈）という太い血管のケアが老化予防の最重要項目と考えられてきました。実際そうなのですが、オプティマルヘルス、つまり健康増進においては、それ以上に大切なのが毛細血管です。

毛細血管は動脈と静脈をつなぐ直径約10μm《マイクロメートル》（0.01㎜）の非常に細い血管で、全血管の99%を占めていて全身にくまなくはりめぐらされています。ところが毛細血管は、40歳を過ぎると次第にもろく傷つきやすくなります。この加齢現象が生活習慣によってさらにダメージを受けると、血管は残っているのに血液の流れが全くない毛細血管のゴースト化＝「ゴースト血管」という驚きの状態になるのです。

毛細血管がゴースト化すると、全身に酸素や栄養がいきわたらず、余分な老廃物も回収できなくなるので、見た目の老化が進行するだけでなく各臓器の機能も低下します。ただし、毛細血管には可逆性《かぎゃくせい》があります。つまり、食事や運動という生活習慣によってゴースト血管をよみがえらせることができるのです。

チャレンジ!
爪つまみチェック

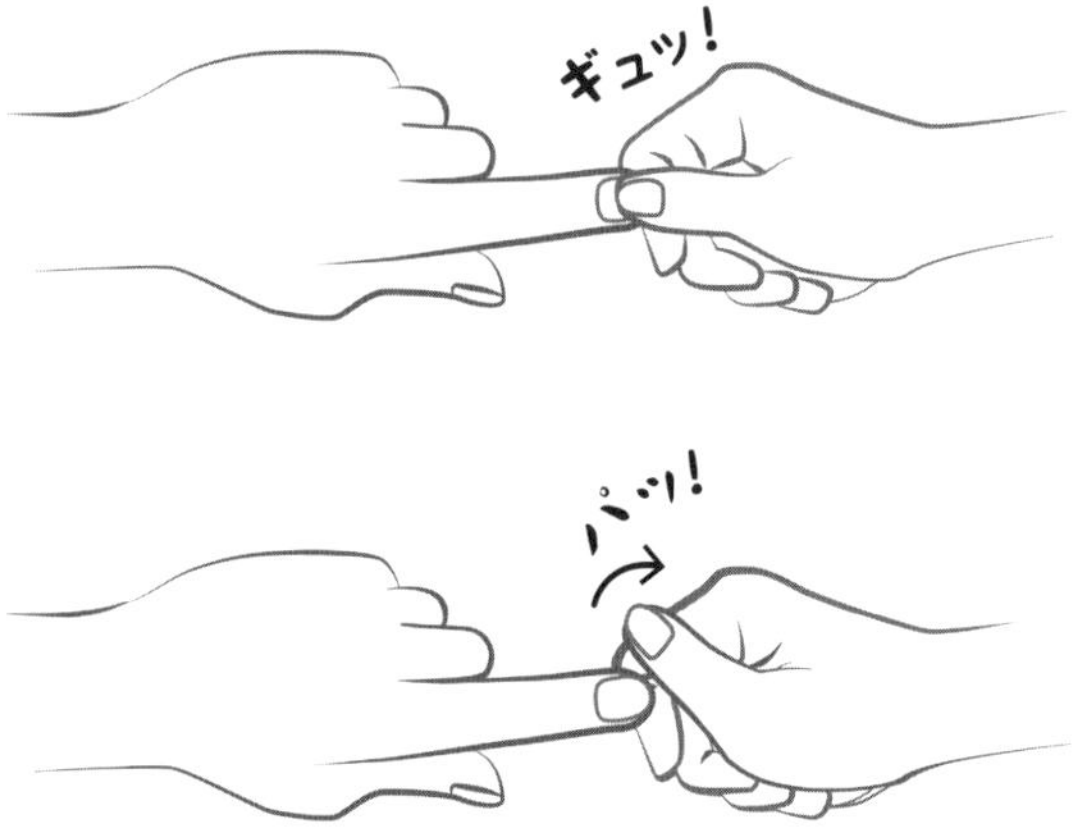

・人差し指の爪を反対の手の親指と人差し指でギュッとつまみます。
・５秒ほどそのままキープしたらパッと親指と人差し指を離します。

結果 あなたは何番？

①２～３秒したら爪の赤みが戻ってきた
②赤みが戻るまで、５秒以上かかった
③なかなか赤みが戻らず、白っぽさが続いた

column 1

Dr. 伊賀瀬の解説

爪つまみで、あなたの毛細血管がゴースト化していないかどうかを見ます。

これは、医療現場でもする検査です。ふだん、爪の色は赤みがかっていますが、それは爪の下の毛細血管が透けて見えているから。指をギュッとつまむと、毛細血管はその圧力で押し出されてしまうので、爪は白っぽくなってしまいます。

血のめぐりが良ければ、指を離した直後から、白っぽくなっていた爪の色がみるみるうちに赤みが戻ってくるはず。

②番、③番のようになかなか赤みが戻らなかったり、まだらだったりする人は、血のめぐりが悪く、毛細血管がゴースト化している可能性があります。また、日常的に自分の爪の色がどうなっているのかをチェックしておくことも大切です。

ふだんから爪の下が白っぽい人、薄い人、すぐに爪が欠けてしまう人は、ゴースト化が進んでいるしるしになるので、生活習慣で毛細血管を鍛えると同時に、機会があれば、専門医に診てもらうことをおすすめします。

チャレンジ!
片足立ち

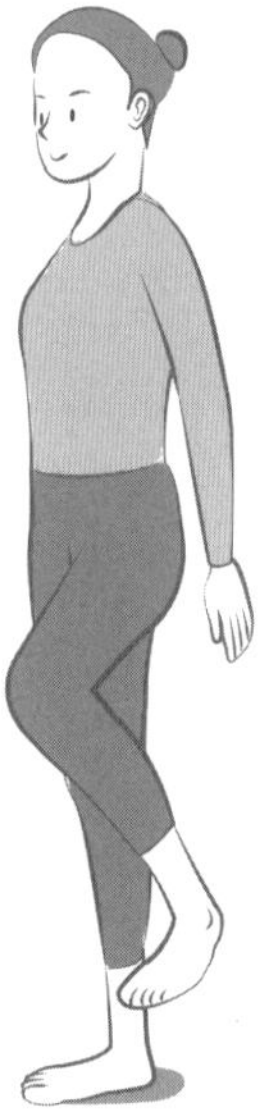

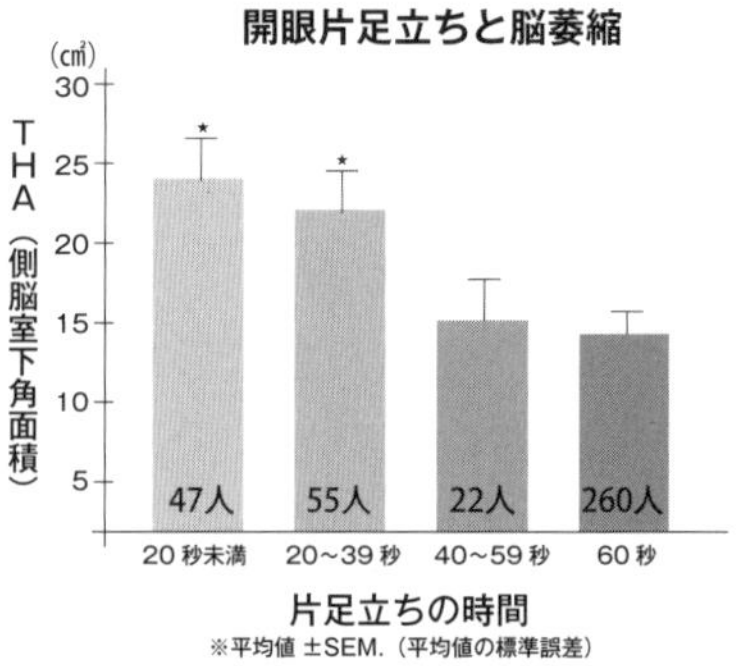

・目を開けたままで、どちらかの足を上げ片足で立っていられる時間を計測してみましょう。
・最長で 1 分立てれば終了。2 回行い、長く立っていられたほうの数字でOKです。

結果 あなたは何番?

① 60 秒間立っていられた
② 40 ～ 59 秒間
③ 20 ～ 39 秒間
④ 20 秒未満

Dr．伊賀瀬の解説

片足立ちで、姿勢の安定性、つまり身体のバランス機能の低下度合いを見ます。身体バランスは、さまざまな方法で評価しますが、片足立ちは最も簡単でわかりやすいので、家で自分でも試すことができるでしょう。このテストで、本人に自覚のない隠れた病気の可能性を知ることができます。

私の大学の抗加齢ドック受診者390人（平均年齢67歳、男性151人、女性239人）に、片足立ちをやってもらうと同時に、MRIで脳の萎縮の画像診断をした相関関係がこちらです。

①番の片足立ちが60秒出来た人たちに比べ、④番の片足立ち時間が20秒未満の人たちでは、明らかに脳の萎縮が見られました。実際、アルツハイマー型認知症の人たちは、片足立ち時間が10数秒であることもわかっています。

また、別の調査では、さらに人数を増やし、抗加齢ドック受診者1387人（50歳以上の健康な人を対象。平均年齢67歳、男性546人、女性841人）に片足立ちと隠れ脳梗塞の関連性を調べたところ、片足立ちが20秒未満の人は、隠れ脳梗塞や隠れ脳出血を持つ可能性が明かに高いこともわかりました。

このように姿勢の安定性は、脳の病気の予兆や、認知機能の低下を予測するに値します。一見健康そうでも、片足立ちがうまくいかなかった人は、ふだんの生活習慣にいっそう気をつけると同時に、機会があれば専門医に診てもらうことをおすすめします。

第1章

アンチエイジングの極意
食事編～何を摂るか どう摂るか～

極意《1》

まずは、先人の知恵「腹八分目は医者いらず」をいま一度かみしめてみよう

「腹八分目」は、よく耳にする言葉だと思います。満腹になるまで食べるよりも、8割がたに抑えるほうが身体に良いという意味であることもご存じでしょう。

この言葉、約300年前の江戸時代の儒学者、貝原益軒（かいばら・えきけん1630～1714）が書いた『養生訓』に同様の表現があるそうです。益軒は、平均寿命が50歳に満たない時代に84歳まで生きた超長寿の人。彼が晩年に記したこの本は、8巻17項目に及ぶ大著ですが、長寿の彼にあやかりたかったのでしょう、当時大ベストセラーになったそうです。

どのような内容かを少し紹介しますと、彼曰《いわ》く、飲食は人生で一番必要なものであるが、大欲にまかせず節度をもうけて身体を養うことが大切。食べる量も腹八分目で抑える飲食こそ基本で、物足りないくらいがちょうど良い、食べ過ぎて

腹の中を戦場としてはならない、と説いています。

この説が、最新研究に基づいた「カロリー制限こそ老化予防になる」というアンチエイジングの考え方と一致していることにあらためて驚きます。

いま「サーチュイン遺伝子」という言葉に注目が集まっています。長寿遺伝子とも呼ばれていて、生物の細胞の若返りに非常に重要な働きをしていることがわかってきました。

この遺伝子は、カロリー制限をすると活性化します。ミジンコやラットの実験では、摂取カロリーを低下させるとその生物の寿命が延び、その際にサーチュイン遺伝子のＳｉｒ２（サーツー）の活性化が関連していることが証明されました。また、カロリーを通常の70％に抑えたアカゲザルでも、寿命が長くなることが明らかになったのです。この研究では、寿命だけでなく、見た目の若返りや、脳の活性化にも効果があるとされました。サルでの証明は、おそらく人間にも当てはまると推測できます。

この遺伝子はヒトにも7種類あり、サーチュインファミリーと呼ばれます。私が在籍している抗加齢予防医療センターは、脳および心血管疾患の予防に取り組んでいます。サーチュインは血管の老化にも大いに関係があり、暦年齢を上回る「老化」は、脳・心血管疾患の大きな危険因子であることがわかっています。血管の弾力性が低下したり、頸《けい》動脈の内膜中膜が厚くなったりすると、脳卒中や心筋梗塞のような病気を発症しやすくなるからです。センターでは、どうすれば暦年齢以上の「老化」を抑えられるか、暦年齢より若く保つことができないかを考えながら治療や抗加齢ドックを行っています。

その対策として最も効果が期待できるもののひとつが、毎日の食生活におけるカロリー制限でした。食欲の求めるままに食べるのか、それとも控えるか、その積み重ねによって、あなたの身体に起こる変化が「老化」へと突き進むか、もしくは「アンチエイジング」となるのかが決まるのです。

腹八分目というのは、それほど難しいことではありません。まずは外食の際、カツ丼（１０００kcal）か親子丼（７００kcal）かで悩んだり、カルボナーラ（８５０kcal）とシーフードスパゲッテイ（６５０kcal）で迷ったりしたらどちらを選ぶか（可能な限りは後者がいいですよね）、から始めてみませんか。

ほかにも、ちょっとした工夫で腹八分目は実践できます。

食事を食べるスピードはゆっくりが基本です。食べ始めて20分ほどで満腹中枢が刺激されるので、早食いの人は要注意。丼ものやひと皿ごはんより定食を選び、さらに食べるたびにいったん箸をおき、その都度20～30回かむようにしましょう。

肉や魚は、脂肪分の高いものは控えめに。日本人の場合、１回の食事に脂質が占める割合は20～25％が適正とされています。食材だけでなく、揚げものの油やパンにつけるバターなどにも気を配りましょう。

最初に野菜や汁ものを食べれば、脂質の吸収を抑えることにつながります。定食を、野菜→メインのおかず→ご飯の順にゆっくりと食べていけば、腹八分目でも十分に満足できると思います。

極意《2》

血糖値を上げやすい炭水化物はできるだけ低GI値のものを選ぶ

カロリー制限を考えるとき、日本人が一番ぶつかりやすい壁は炭水化物の摂り方ではないでしょうか。ごはんは日本人の主食として、歴史的にも文化的にも愛されていますよね。ご飯だけでなく、ラーメンやパスタなども日本人は大好きですよね。

この10年ほど、糖質は太る元凶と敵視されてきました。たしかにダイエットをする上で炭水化物の過剰摂取は避けるべきですが、いっぽうで炭水化物は活動エネルギー源として人間に欠かせない栄養素です。食べ過ぎはよくありませんが、まったく食べないのはもっと身体によくありません。とくに、一日を頑張って生活するための朝食では炭水化物は必須です。これは忘れないようにしてください。

食事について考えるとき、カロリーと同様、もうひとつ大切な要素があります。血糖値です。血糖値とは、血中の糖分を表す数値で、食事をすれば必ず上がるものでもあります。

食べものが体内に入ると、食材の中の糖分（ブドウ糖）が血管の中に吸収されます。この情報が膵臓《すいぞう》に伝達されると膵臓からインスリンが分泌されて血中の糖の濃度をコントロールします。通常、糖分は全身の筋肉や肝臓に優先的にとりこまれていき、余った糖分は脂肪組織に回す形で血糖値は下がっていきます。これが正常なシステム。

ところが、食べ過ぎなどが続いて必要以上に血糖値が高くなると、それに反応してインスリンの分泌量が増えていき、さまざまな弊害が起こります。

ひとつは、脂肪過多。余分な糖分が脂肪にとたくさんとりこまれ、不必要な脂肪として蓄積される現象です。

もうひとつは、インスリン分泌過多が続くことで、インスリンを作る膵臓が疲弊《ひへい》してしまう、インスリン枯渇《こかつ》。糖尿病の人がインスリンの注射を打つのは、この理由によって体内でつくれなくなったインスリンを補うためです。

このような悪循環に陥らないための食事療法として1981年当時、トロント大学にいらっしゃったジェンキンス博士が提唱されたのが、GI療法です。GIとは、Glycemic Index（グリセミック インデックス）の略で、食品ごとの血糖値の上昇度合をみる指標です。GI値が高ければ血糖値は上がりやすく、低ければ上がりにくいという意味になります。

一般的に、炭水化物は残念ながら最もGI値が高めです。ただし、左記の表のように、種類によってはGI値が低めのものもあるので、血糖値が気になる人は、炭水化物のなかでもできるだけGI値の低いものを選ぶようにしましょう。

このとき気をつけたいのが、肉類や魚介類、卵や乳製品などの摂り過ぎです。炭水化物よりもGI値は低いのですが、カロリーは、これらのほうが圧倒的に高くなります。炭水化物を控え過ぎるあまり、その分、こうしたものを多く食べてしまっては本末転倒なので注意してください。

大切なのは、食べ方です。カロリー制限のコツとして、野菜から食べるとよい

炭水化物系の食品のGI値の比較

	高GI	中GI	低GI
ご飯	白米 もち米	おかゆ	玄米 五穀米
パン	フランスパン 食パン ベーグル	ライ麦パン	ピザ生地
麺類	うどん 冷麺 ビーフン	そうめん パスタ	日本そば 春雨

と書きましたが、血糖値の上昇を抑える意味でもこの方法は有効です。低ＧＩ値のものを先に食べ、最後に一番高ＧＩ値のものを食べるようにすれば、血糖値の上昇が相当ゆるやかになります。

つまり、野菜↓メインのおかず↓ごはんの順で食べれば、カロリーも血糖値も抑えられるということです。私の経験上も、最後にごはんを食べることで満足感が得やすくなるのでおすすめです。

炭水化物は「〆《しめ》に、ごく少量」。これが食事の極意。「飲んだあとの〆はラーメン」という意味ではありませんよ！

極意《3》

セカンドミール効果を得るためにも食物繊維を含んだ朝食を必ず摂る

カロリー制限しなくてはと思うあまりに、一番やってはいけないこと。それが「朝食抜き」です。

朝食は、一日の中で最初に摂るファーストミール。このとき何を食べたかによって、次に摂る食事の後の血糖値が変わってきます。これを「セカンドミール現象」といい、GI療法と同じくジェンキンス博士が発表しました。

血糖値は、食後に必ず上がりますが、食べものの種類によって、その度合いが違うため、食べる順序や食べ合わせが重要になります。たとえば、炭水化物とともに豆腐などの食物繊維を多く含むおかずといっしょに摂ると、炭水化物の吸収を遅らせて、食後の血糖値を抑える効果があるというように。

しかも、この食物繊維は、次の食事の後の血糖値の上昇度合を改善する力もあるのです。朝食に食物繊維を摂るか摂らないかによって、お昼に同じものを食べても、その後の血糖値の上昇が変わってきます。これがセカンドミール現象です。
こうした現象が出てくる理由のひとつに、「遊離脂肪酸」の関与が考えられます。遊離脂肪酸は、脂肪細胞内で中性脂肪が分解されるときに生じます。この脂肪酸は、糖がインスリンによって肝臓や筋肉にとりこまれる作用を阻害することが知られています。

朝食前は、眠ることによって一日の中で食事を摂っていない空腹の状態＝インスリンの分泌量がもっとも少ない状態が一番長く続いている時間帯です。そのため、夜間（睡眠中）は、エネルギー源として脂肪細胞に蓄えられている中性脂肪が使われて、遊離脂肪酸が増えています。

この状態で、起きてからファーストミール＝朝食を摂ると、それをきっかけに初めてまとまったインスリンの分泌があり、エネルギー源も脂肪から糖に切り替わります。インスリンは、脂肪細胞内の脂肪分解を抑制する働きをもっていますから、睡眠中に増えた血中の遊離脂肪酸は、朝食後には急速に低下していきます。その結果、朝食前と昼食前の遊離脂肪酸濃度をくらべると、明らかに昼食前のほうが低くなっているため、食事のあとに分泌されるインスリンの効きが活性化されて、昼食後は血糖値の上昇が抑制されるのです。

食事と食事の間が一番空く朝食は、血糖値に最も影響を与える重要な食事というわけです。では、朝食を抜けばなおよいのでは?……と考えがちですが、セカンドミール現象は、朝食でないと逆効果になります。遊離脂肪酸の血中濃度が高い状態を昼前まで持続させて、朝昼兼用とばかり多めに食べると、インスリンの効果不足で、食後の血糖値の上昇がさらに急激になるからです。

朝食は必ず摂るのが鉄則です。よく、朝食抜きよりバナナとヨーグルトだけでも食べよう! といわれますが、それはいわば若者向け。アンチエイジング世代であれば、やはり食物繊維をいっしょに摂ってほしいと思います。私のおすすめは、豆腐や納豆、野菜類が入った和定食。

食物繊維の多い朝食と、食物繊維の少ない朝食を摂った際の昼食後の血糖値

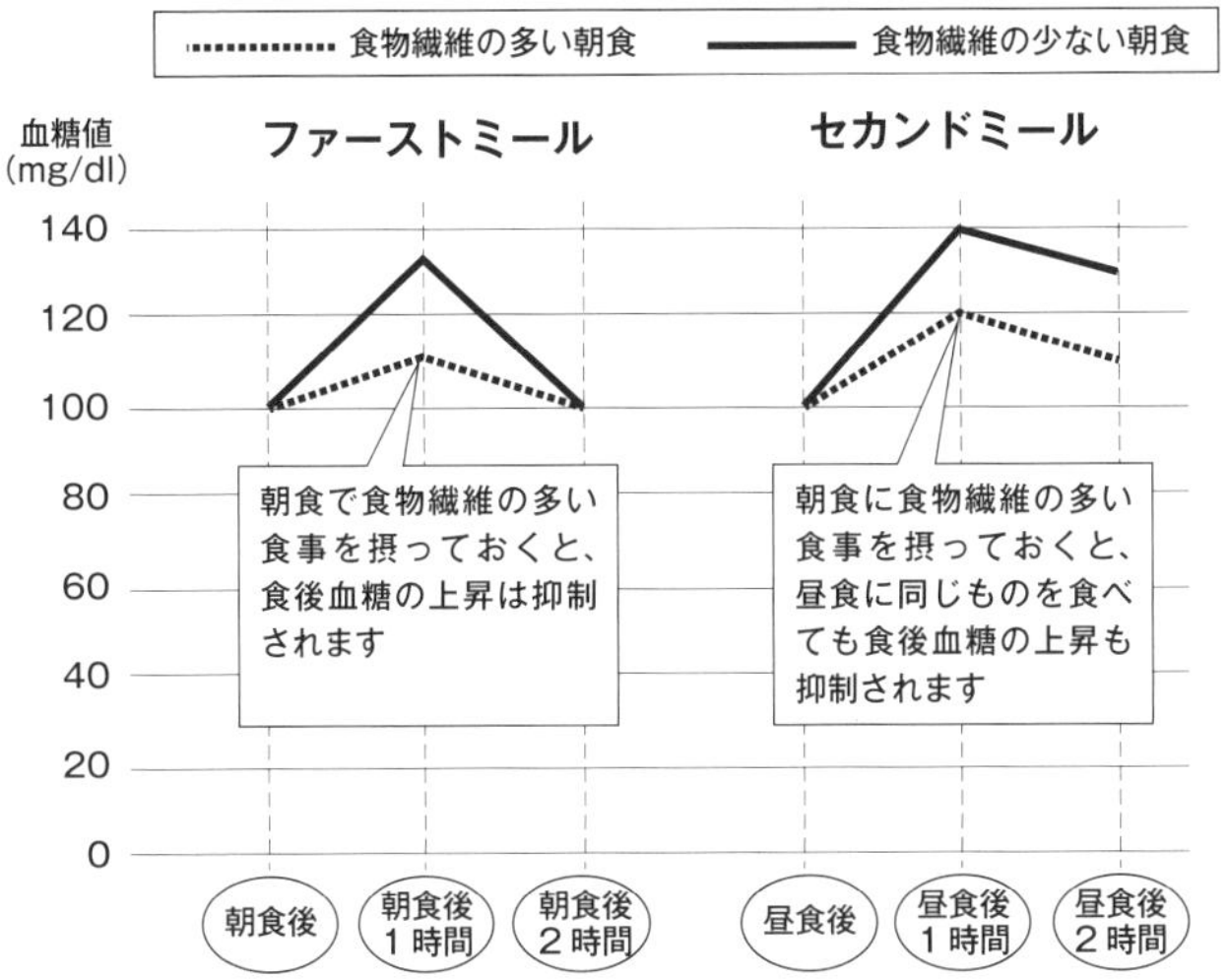

それによって初めてセカンドミール現象が期待できます。

ちなみに、市販の野菜ジュースは糖質がブレンドされていることが多いため、起きがけにゴクリと飲んでしまうと、かえって血糖値の急激な上昇を招くことになるので要注意です。

セカンドミール現象を知っていれば、ランチに多少〝禁断〟の食事をしても安心です。これぞ、極意です。

極意《4》

善玉コレステロール、悪玉コレステロール、中性脂、よい脂質、悪い脂質……それらの違いを上手に見極める

カロリー、血糖値の次は、やはり悪者にされがちな脂質、コレステロールについて考えてみましょう。

「コレステロールは身体に悪い」。漠然とそう思っていませんか。

コレステロールの考え方は、2007年以前と以降で大きく変わりました。この年に、日本動脈硬化学会が脂質に関する診断基準を、「高脂血症」から「脂質異常症」に名称変更したためです。それまでは、血中の総コレステロール値を測って、その数値が高いと「高脂血症」と診断されていました。現在は、血中のLDLコレステロール（いわゆる悪玉）とHDLコレステロール（善玉）のバランスや中性脂肪の量をみて、悪玉コレステロールや中性脂肪が多過ぎるか、善玉コレステロールが少な過ぎると「脂質異常症」と診断されます。

動脈硬化性疾患予防ガイドラン
（2007 年版・日本動脈硬化学会）

高 LDL コレステロール血症
LDL コレステロール≧140mg/dl 以上

低 HDL コレステロール血症
HDL コレステロール <40mg/dl 未満

高トリグセライド【中性脂肪】血症
トリグセライド≧150mg/dl 以上

これらのデータは 10 時間以上の絶食後に行う「空腹時採血」として評価します。

具体的な数値は上の表のとおりですが、総コレステロールについては診断基準から除外されました。コレステロールそのものが悪いわけではないことがわかったからです。コレステロールには本来、組織膜やホルモンをつくったり、胆汁の成分になって消化を助けたりという大切な働きがあります。

一方、中性脂肪は「体脂肪」のもとになります。エネルギーとして消費されなかった糖質は肝臓にとりこまれて中性脂肪に変換されます。さらに、食事中の脂肪分も小腸で分解・吸収され、中性脂肪に再合成されます。この段階で運動に励むと、中性脂肪は再度エネルギー源として変換されますが、カロリーオーバーが続くと、中性脂肪は変換されることなく着々と増えていき、結果的に皮下脂肪や内臓脂肪にかわります。中性脂肪は食べ過ぎによって上がり、食事と運動のバランスをとれば下がるというわけです。

コレステロール自体も脂質の一種ですが、炭水化物、タンパク質、脂質が分解されるときにできる物質から合成されます。コレステロールのうち、血管にゴミをためて動脈硬化のリスクを上げるものを悪玉コレステロール、そのゴミを掃除してくれるものを善玉コレステロールと呼び、一般には悪玉：善玉の比が2：1以下であることが良いとされています。私たちの研究でも、悪玉：善玉の比が2：1以下だと脳梗塞の再発が有意に抑制（予防）されることが明らかになりました。

善玉コレステロールは多いほどよいとされているのですが、体質によって決まる部分も多く、また、中性脂肪が過剰に増えると、さらに、つくられにくくなります。また、悪玉コレステロールには大小あって、実は小さいもののほうが血管壁に入り込み、悪さをすることもわかってきました。この小さい悪玉コレステロールも過剰な中性脂肪があると増加します。この3つは常に影響しあっているのです。

健康を損ね、老化を促進させる悪玉コレステロールと中性脂肪は、暴飲暴食によって増えます。具体的にはカロリー、酸化した油を使った食品、甘いものの摂り過ぎです。カロリー過多はいわずもがなですが、市販の揚げものやスナックなどの多食、揚げものの温めなおしや油の使いまわしも悪玉コレステロールが増える一因に。甘いものや甘味飲料も糖質が多いので、老化を早めるもとです。また、食べてすぐ寝ると、糖や脂肪が活動エネルギーとして消費されず、不必要なものと判断して悪玉コレステロールや中性脂肪に合成されてしまいます。

これらを防ぐ方法には、朝と昼（より朝に重点を置く）にしっかりと食べて、夕飯に摂るエネルギーを減らすようにすること。甘いもの（洋菓子はコレステロール値を上げやすく、和菓子は中性脂肪値を上げやすい）の食べ過ぎ、アルコールや甘味飲料の飲み過ぎも控えるべきです。そして一番効果が高いのが、抗酸化食品を摂ること。コレステロールも酸化します。酸化した悪玉コレステロールが一番タチが悪いのです（酸化については、53ページでお話します）。

極意《5》

よい油、悪い油を見極めて上手に使いわける

コレステロールの材料となる脂質のひとつである、油について考えてみましょう。脂質、油は、一般論として「身体に必要だけれど、摂り過ぎると身体によくない。そして現代の食生活において私たちは油を摂り過ぎている」。これが常識となっています。

決して間違いではありませんが、もう少し細かくみていくと、油のなかでも、避けたい油、控えたほうがいい油、積極的に摂りたい油があります。順番にみていきましょう。

避けたい油は、マーガリンやショートニングに代表される「トランス脂肪酸」。植物油を人工的に加工・精製したもので、善玉コレステロールを減らし、悪玉コレステロールを増やすため、動脈硬化のリスクを高める油といえるでしょう。

控えたほうがいい油は、サラダ油、コーン油、紅花油などの植物油。これらのグループの脂は「オメガ6」と呼ばれ、体内ではつくられないので摂取する必要はあるのですが、いまは過剰摂取のほうが問題になっています。摂り過ぎると、体内でオメガ6から変換されるＡＲＡ（アラキドン酸）という物質が細胞に炎症を引き起こすことがわかっているからです。

一方、身体にいい働きをするけれど相対的に不足しがちな油が、「オメガ3」と呼ばれるグループの油。最近話題の亜麻仁油やえごま油（しそ油）がこれにあたります。オメガ3は、中性脂肪を分解し、コレステロールのバランスを整えてくれるだけでなく、オメガ6によって引き起こされる炎症を抑える役目もあるのです。ただし、酸化しやすい油なので加熱には不向きですし、長期保存にも向かないので扱いには要注意です。加熱用には「オメガ9」グループのオリーブ油やごま油を使うといいでしょう。オリーブ油は、抗酸化作用にすぐれ、シミなどの原因になるメラトニンをおさえる働きもあります。

オメガ3は、体内でEPA（エイコサペンタエン酸）やDHA（ドコサヘキサエン酸）に変わるのですが、これはイワシやサバ、アジの脂に含まれている油と一緒です。また、マグロの赤身や血合《ちあ》いの部分にも多く含まれています。

昔の日本人はこれらの魚を多く食べていたので、オメガ3とオメガ6の摂取バランスもとくに問題なかったのですが、最近の食生活の変化（外食、肉食、揚げもの、加工食品が占める割合の増加）で、オメガ3の摂取量がどんどん減ってきていることが指摘されています。こうした食生活の変化＝油の摂取バランスの変化が、日本人の動脈硬化や心臓病の増加と関連していることは間違いないでしょう。

オメガ3の油を上手に摂るコツは、亜麻仁油やえごま油ならサラダのドレッシングに使ったり、みそ汁やスープなどを食べる直前に、ごく少量加えて食べるようにすること。青魚やマグロなら、寿司やさしみ、マリネなどの生食がベストで、加熱する場合は、焼き魚よりも煮魚や汁ものにするといいでしょう。熱で落ちたEPAやDHAが煮汁やスープに溶けているので、ムダなくとることができます。

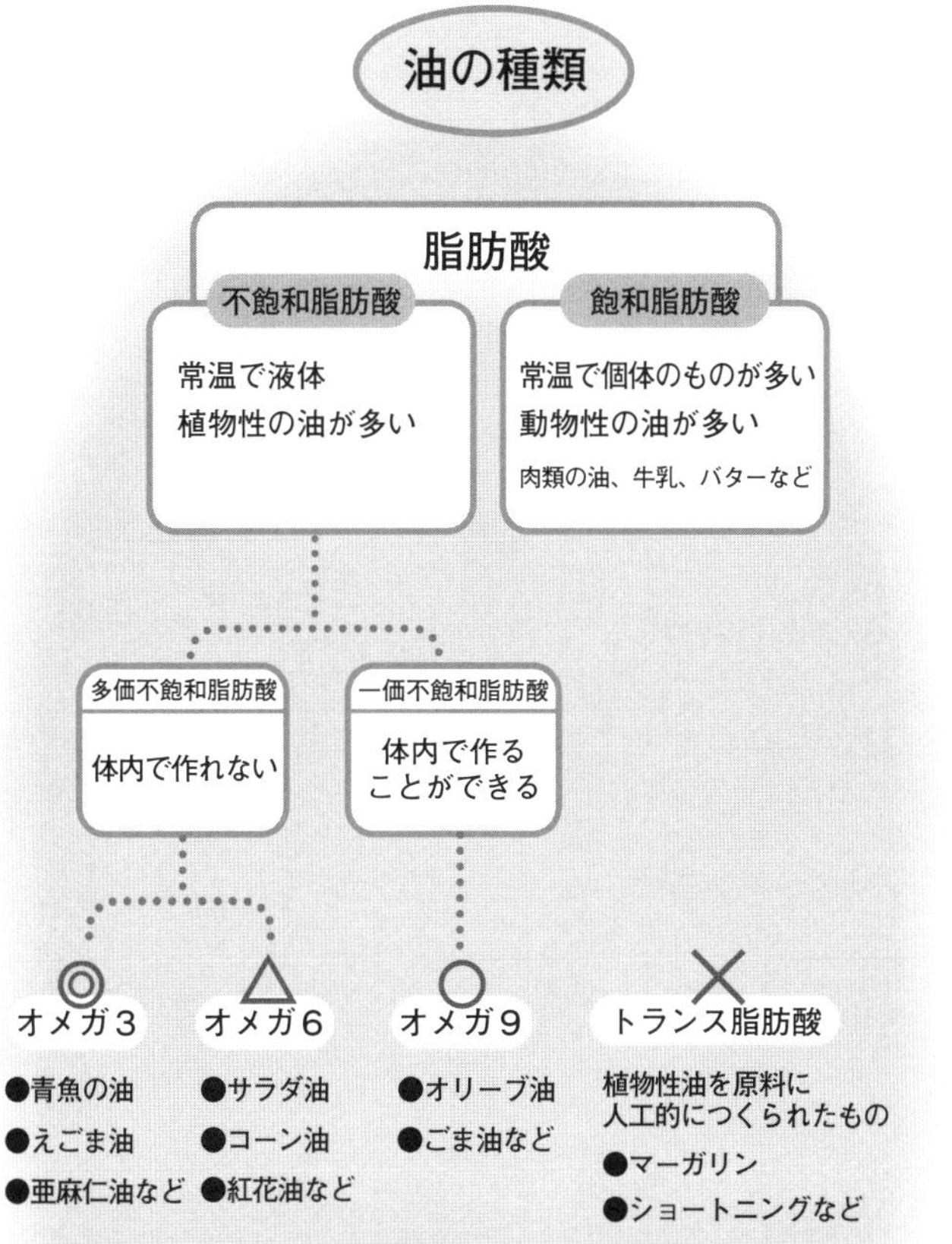

※油は脂質に含まれる「脂肪酸」の種類によって大きく「不飽和脂肪酸」と「飽和脂肪酸」に分けられ、「不飽和脂肪酸」はさらに、「多価不飽和脂肪酸」と「一価不飽和脂肪酸」に分類される。それぞれをバランスよく摂ることが大切。

極意《6》

カロリー、コレステロール、中性脂肪の摂り過ぎは心臓病などのリスクが上がるという、医学的エビデンスの話

食生活の変化について、具体的な事例をあげます。「いまさら？」と思われる人も多いかもしれませんが、やはり話をしておく必要があると思います。

循環器専門医ならだれでも知っている研究に、ホノルル心臓研究（Honolulu Heart Progurам）があります。日本からハワイへの移民が開始されたのが1868年といわれていて、それから約150年、多くの日本人がハワイへ移住しました。ホノルル心臓研究では、日系移民である彼らの冠動脈疾患（心臓病）の発症に影響する可能性のある環境因子、生活習慣因子との関連を長年にわたり調査しています。

その調査によると、1984年に「日系人の虚血性心疾患は、米国の白人の半分以下である。しかし、日本在住の日本人より約2倍も多い」という結果が報告

されています。つまり欧米の食文化に変わった日本人は、心臓病が増える可能性が明らかにされたわけです。

似たような報告に、「沖縄26ショック」があります。

これは、長寿日本一として名高かった沖縄県の男性の平均寿命が、２０００年に一気に26位まで下がったことを表現した言葉です。ちなみに、沖縄の女性の平均寿命も、２０１３年に1位から3位に下がりました。

この背景にあるものとして指摘されているのが、食事の変化と運動不足による肥満化です。とくに、ファストフードに代表される米国の食文化の影響が大きいと考えられています。沖縄では、戦後しばらくアメリカの占領が続いたため、本土よりも早くに食の欧米化がすすみました。とりわけ、ファストフードの導入は早かったようです。ファストフードは、加工肉が多く、油の使用量もカロリーも非常に高いため、飽和脂肪酸が多く血中コレステロールを高くする傾向がありま す。すると、必然的に冠動脈疾患（心臓病）が増えて死亡率も高くなることに。

もうひとつ例をあげましょう。シンガポールです。2012年にシンガポールで心臓病発症についてのある研究成果が発表されました。1993年から1998年にかけて、私たちと同じアジア人である中国系のシンガポール人（45〜74歳）5万2584人を対象にした、非常に大規模な観察研究です。観察期間中の2009年までに1397人が亡くなりました。その方々を詳細に調べたところ、「1週間に2回以上のファストフードを食べていた人」は心臓病の死亡率がハザード比1・56という結果になったのです。これは、ファストフードをあまり食べない人に比べ、56％も心臓病で亡くなる確率が高くなるという意味です。

これらの調査は、いずれも医学的なエビデンス（証拠）として明らかになったものです。いかがでしょう、カロリー過多、油分過多は身体によくないという一般論よりも、「米国食、とくにファストフードの食べ過ぎによって、心臓病のリスクが跳ね上がる」という具体的かつ実証的なエピソードを知ると、アンチエイジングな食事の重要性が実感できると思います。

極意《7》

推奨量《すいしょう》（目安量）までになかなか落ちない塩分は「がまんせずに、工夫せよ」薬味でカバー

2013年に和食が世界遺産になったように、和食は世界に誇る素晴らしい食事です。

これまで話してきたような、腹八分目にしろ、血糖値のコントロールにしろ、コレステロールコントロール（舌をかみそうですね）にしろ、和定食を食べることでかなり達成できるのではと思っています。

一方で、和食には塩分が多いということが指摘されています。和食マイナス塩分で最高の食事になるとよくいわれますね。確かに昔ながらの和食は、保存性が重視されていたという理由も大きいため、みそや干物、漬物など塩分濃度の高い品が多いのは事実です。身体を動かす仕事や家事が多く、いまよりも汗をかくことが多かった時代には必要だった塩分も、あまり身体を動かさなくなった現代人

には過剰摂取につながります。

そもそも塩分の摂り過ぎは、なぜよくないのでしょう？

塩分を摂り過ぎると、血液中のナトリウム濃度が上がり、それを薄めるために身体は水分を集めようとします。すると、血液量が増えて血管の内壁が圧迫され、心臓もより強い力で血液を送り出そうとするため、血圧が上がってしまうのです。また、ナトリウムが血管内にたまり内壁が硬くなっていくことも、高血圧につながります。

現在の日本人の塩分摂取の目標量は次の通りです。

■成人男性　7・5g未満
■成人女性　6・5g未満

（厚生労働省『日本人の食事摂取基準』より 2020年）

ところが現実はどうでしょう。

厚生労働省の「国民健康・栄養調査の概要」によると、2018年時で

■成人男性　11・0g
■成人女性　9・3g

となっています。かなりの差だと思いませんか。

ちなみに、海外では日本よりもっと厳しい数値が設定されています。WHO（世界保健機関）が設定している目標はなんと1日5g。

いかに日本人が塩分を多く摂っているかがおわかりでしょう。

とはいえ、塩はおいしいものです。私も大好きです。減塩食は味気ない、おいしくないと不評なことも知っています。

そこで私が推奨する極意は、「がまんせずに、工夫せよ」です。

「減塩の工夫」はこちら。塩のかわりに〝うまみ〟を出してくれる、だしや薬味を活用するのが一番です。

だしは、インスタントの顆粒状のだし風調味料はなるべく避けて、天然素材で摂ること。昆布、かつお、煮干しなどいろいろあるので、好みの味を選べるし、素材別もしくはミックスされたパックだしも市販されています。

これまで塩をふっていたものには、ねぎやしょうが、みょうが、七味、大葉、山椒《さんしょう》などの薬味、レモンやすだち、ゆずなどの柑橘類を使ってみるのも効果的です。塩とは違う香りと風味でおいしく食べられるはずです。しょうゆのかわりにポン酢や黒酢を使うのもおすすめです。塩やしょうゆは、ついつい適当に加えてしまいがちなので、軽量スプーンやスプレータイプのしょうゆ差しを使うと使用量が抑えられます。

もうひとつが、「排塩の工夫」。塩分を体外に排出してくれるカリウムを含んだ食材を合わせて食べることです。カリウムは、野菜やいも類、豆類、根菜類、海藻、乾物、イチゴやバナナなどの果物に多く含まれるので、たとえば、みそ汁は里芋やわかめ、切干大根などで具沢山にしたり、食後に果物を食べるようにすれば、摂取した塩分を排出しやすくなります（腎臓に疾患のある人はカリウムを過剰摂取しないほうがいいので、掛かり付け医に相談してください）。

極意《8》

野菜や果物をたっぷりと摂ることで身体の酸化や老化は、かなりくい止められる

カロリー、血糖値、コレステロール、塩分と、過剰摂取によって健康を阻害する要素についてみてきましたが、それとは別に、加齢変化を進展させる2つの要素があります。酸化と糖化です。

活性酸素による酸化ストレスが加齢のメカニズムの根源であるという「活性酸素説」、あるいは「酸化ストレス説」といわれる学説は、1956年にアメリカで発表されたものですが、現在でも最も有力な加齢現象の科学的な根拠として知られています。生きていくために欠かせない呼吸によってとりこまれた酸素の2~3%は、必ず身体にダメージを与える活性酸素となり、身体を次第にサビさせてしまうのです。この酸化に対抗してくれるのが、抗酸化物質です。世の中には、さまざまな抗酸化物質がありますが、中でもアンチエイジングに役立つ抗酸化物

質として認められているものにアルファヒドロキシ酸、ビタミンC、ビタミンE、ビタミンAなどがあります。

これらの中でも抗酸化度がトップクラスなのが、アルファヒドロキシ酸。加齢に伴う皮膚の老化に対して、最も安全でかつ効果があると考えられています。食品では、サトウキビ、テンサイ（砂糖大根）、パイナップルなどに多く含まれていて、別名「フルーツ酸」として化粧品によく使われる成分でもあります。

ビタミン類のうち、ビタミンCは体内のコラーゲンを合成するアミノ酸のひとつ、ヒドロキシプロリンを生成するときに欠かせないものです。ビタミンCが不足すると、細胞と細胞をつないでいる接着剤の役割をするコラーゲンの生成や保持がスムーズにいかなくなり、深刻な場合は血管の壁が損傷したりします。ビタミンCの含有量が一番多いのはアセロラですが、ビタミンCは、たくさん摂取しても、必要な分以外は尿としてすべて排泄されてしまうので、毎日継続的に必要十分な量を摂取することが大切です。

ビタミンEは、トコフェロールとも呼ばれ、食品の酸化防止剤として広く利用されています。植物油、アーモンドなどの種実類、魚卵などで摂取するのがおすすめですが、ビタミンEは脂溶性のため、摂り過ぎると体内に蓄積されやすい傾向があるのでその点は注意しましょう。

ビタミンAは、ベータカロテンが体内で変化してできるものです。ベータカロテンは、にんじんやブロッコリー、小松菜やパプリカなどに代表される緑黄色野菜に多く含まれる天然色素、カロテノイドの一種。ベータカロテンは摂り過ぎによる弊害はほとんどありませんので、緑黄色野菜はたっぷり食べてください。

ほかにも、野菜や果物にはポリフェノールと呼ばれる色素や苦み成分が含まれていて、こちらにも優れた抗酸化作用があります。トマトのリコピン、大豆のイソフラボン、ブドウやナス、ブルーベリーのアントシアニン、そばのルチン、ごまのセサミン、緑茶のカテキンなどが代表的です。つくづく野菜の偉大さを痛感しますね。

極意《９》

シワ、シミ、見た目の老化を防ぐコツは身体のコゲをつくる調理法にあり

酸化と同じくらいか、それ以上に気をつけなくてはいけないものが、糖化です。糖化の原因となる終末糖化産物（ＡＧＥ）と呼ばれる物質は、１種類ではなくさまざまな物質の総称です。身体の中のタンパク質が糖類と結びつき、そこに体温の熱が加わって焦げることでＡＧＥという物質が生成されることを糖化といいます。つまりタンパク質が糖化してしまうのです。

身体のほとんどの組織はタンパク質でできていますから、それが糖化してしまうということは、組織がうまく働かなくなるということ。実際、ＡＧＥは血液中や身体のあらゆるところでつくられ、蓄積されます。一度蓄積されると、何十年も分解されずに身体の中にとどまり、やがて老化や疾病の原因となることが近年わかってきました。

困ったことに、ＡＧＥは、血管、皮膚、骨などにも蓄積していき、骨粗しょう症などに影響を及ぼすほか、眼の病気である加齢黄斑変性や、卵巣機能低下などにも関与しています。シワやシミ、見た目の印象なども、このＡＧＥの蓄積によるところが大きいのです。アンチエイジングの観点からみても、かなり困った物質です。最近の研究ではＡＧＥが脳に蓄積することで認知症にも関係することがわかっています。

ＡＧＥは、加齢変化のひとつとして体内でつくられますが、食べものからとりこんでしまうケースもとても多いです。見た目の老化は、この食事由来のＡＧＥが加速させているといっても過言ではありません。

ただし、食べもので糖化がすすむといっても、何か特定の食品が悪さをするわけではありません。糖化に影響を及ぼすのは、むしろ調理法なのです。逆にいうと、同じ食品でも調理法によって糖化がすすんだり、抑えたりすることができます。

ひとことでいえば、高温で調理された食事ほど糖化度が高い＝ＡＧＥが蓄積されやすいと覚えておけばまず間違いありません。つまり、焦げ目がついたものほどAGEが多いのです。食品の焦げが体内のコゲもつくるわけです。

たとえば、同じ鶏肉でも、サラダや煮物なら糖化の心配はあまりありませんが、唐揚げや焼き鳥などにすると、そのリスクは高くなります。同じ加熱でも、加熱する温度が高ければ高いほど、糖化の度合いはすすみます。

左の表を見れば、その差は一目瞭然であることがわかるでしょう。こわいのは、糖化度というのは加熱温度に比例して少しずつ上がるのではなく、料理によっては驚くほど一気に高くなること。高温で短時間に調理するような揚げものや炒めものの糖化レベルは、圧倒的です。

一般的に、調理によって発生するAGEの量は、生↓蒸す↓ゆでる・煮る↓炒める↓揚げるの順に高くなります。さしみより蒸し魚、蒸し魚より煮魚、炒めものよりフライのほうが、糖化のリスクが高い料理というわけです。肉料理なら、ステーキよりしゃぶしゃぶ、焼き餃子より水餃子、フライドチキンより水たき、

食品・調理法別 AGE 含有量

食品名（調理法）	AGE 値（ku/100g）	通常量（g）
牛肉（生）	707	90
牛肉（ステーキ／超レア）	800	90
牛肉（ステーキ／フライパン）	10,058	90
牛肉（直火焼き）	7,497	90
フランクフルト（直火焼き）	11,270	90
フランクフルト（ゆでる）	7,484	90
ハンバーガー	5,418	90
鶏肉（水炊き）	957	90
鶏肉（焼く／フライパン）	4,938	90
鶏肉（唐揚げ）	9,732	90
鶏肉（蒸し焼き）	769	90
鶏肉（丸焼きバーベキュー / 皮つき）	18,520	90
ベーコン	91,157	13

AGE 測定推進協議会 HP 一覧より一部抜粋

となります。

これは水は加熱しても100℃までしか上がりませんが、油は200℃以上になることが原因。つまり、料理は油より水で調理するのがおすすめです。

そうはいっても、油で焼いたり揚げたりする料理はいっさいダメというのは、現実的ではありませんし、おこげの香ばしいにおいは食欲をそそるものですので、食事の楽しみが制限されてしまいます。

では、油料理を楽しみつつ、なるべくAGEを蓄積させない食べ方はどうすればいいのでしょう？

まずは、調理法のバリエーションをいろいろ変えること。いつも揚げものというのは避けて、昨日が油調理なら今日は水調理でと変化させる。また、油で調理する際も、新しい油を使う、2度揚げはしない、焦げた部分はなるべく除くなどの工夫ならすぐに実行できるはずです。

そのうえで、食べるときはAGEの蓄積を抑制できる酢を加えるのがおすすめ。小鉢に酢のものを添えたり、揚げたものを甘酢漬けにしたりレモンをかけたり。最近流行している低温長時間調理というのを試してみるのも手です。高温短時間で調理せず、あえて低温を保ったままゆっくりと加熱することでうまみや風味、やわらかさを楽しむ調理法ですが、AGEの蓄積低下にも効果があります。

ちなみに、電子レンジ調理は要注意。チンするだけで一見ヘルシーなようですが、電磁波によって加熱する料理も、ＡＧＥは高くなることがわかってきました。さらに、食事ではありませんが、ジュースやお菓子、缶詰などに使われている人工甘味料にも注意しましょう。人工甘味料は、文字通り加工された甘味料で、自然由来のブドウ糖の10倍の速さでタンパク質と結びつき、ＡＧＥをつくっていきます。成分表示に、「果糖液糖」「果糖ブドウ糖液糖」「異性化糖」と書いてあるものはなるべく控えるようにしたいもの。

ちなみに、果糖といっても、果物に含まれる果糖は別です。果物の果糖は天然のものですし、果物には食物繊維も豊富なので、適量食べるのであれば問題ありません。

ＡＧＥを控える調理と、食べる際の工夫で、入れ過ぎない、溜めないという、コントロールは可能です。いったん蓄積したものは排出が難しいからこそ、一日も早く予防対応することがアンチエイジングの極意です。

極意《10》

サルコペニアとフレイルを予防するタンパク質なかでも一番必要な必須アミノ酸とは？

老化現象のひとつ、サルコペニア（筋肉の減少）。けれども、なぜ歳を重ねると、筋肉量が減っていくのでしょう。

医学的には「高齢になると同化抵抗性が出現する」と説明されています。いい換えると、食事から摂るタンパク質（体内ではアミノ酸に変わります）のもとになる物質が体内に入って筋肉組織に届いても、高齢になると筋肉タンパクがつくられにくくなるということになります。ただし、適切なアミノ酸を多めに摂取すれば、高齢者の筋肉細胞でも、骨格筋内でタンパク質の合成を誘導する可能性があることもわかっています。つまり、歳をとって筋肉が減ってきたら原料となるタンパク質はそれほど必要ない、のではなく、歳をとったからこそますますしっかりとタンパク質を摂る必要があるのです。よく、「歳をとっている人ほど肉を食べましょう」といわれるのもこれが理由です。

一般的なタンパク質の摂取量の目安は、良質なタンパク質を１食あたり25～30g以上を３回、１日量で最低でも75gは食べることが推奨されています。

10年前の国民健康・栄養調査の結果を見ると、69歳までのタンパク質平均摂取量はちょうど１日あたり75gですが、70歳以上では男性だと72g、女性では62gと、やはり不足気味のようです。その差にしてみると数gから10数g。10g多く食べるかどうかでそんなに違いがあるのか？と思いがちですが、これは標準偏差といわれるデータによって出された数字ですから、実際には、非常に個人差が大きいことがわかっています。食べる人はよく食べ、食べない人はほとんど食べない。この差が問題なのです。

ここでは、高齢者の骨格筋の筋肉細胞に効果的に供給できるアミノ酸について、具体的に行われた一定期間観察・実験する試験の研究をもとにお話しましょう。

１つめの研究は、チーズを食べる試験です。高齢者40人を対象として３か月間、高タンパク質食品としてリコッタチーズを毎日210g（1日のタンパク質量で約16g）を補給しましたが、骨格筋量、筋力に有意な増加は見られませんでした。

2つめの研究は、サプリメントとして補給する試験です。高齢者65人を対象としてタンパク質15gを含むミルクタンパク質250㎖を1日に2回（1日量30g）補給したところ、身体機能は優位に改善したのですが、骨格筋量の増加は認められませんでした。

そこで3つめの研究として、アミノ酸をサプリメントで補給する試験を行いました。高齢の男女95人を対象に、11種類のアミノ酸を混合したサプリメント12gを3か月間補給し、歩行能力や筋力を比較しました。すると、対象群と比較してアミノ酸補給群では歩行能力の改善と筋力の増強が認められたのです。これによって、高齢者のアミノ酸の経口投与が、効果があることが示されました。さらに研究をすすめたところ、結論として最も大切なアミノ酸は「ロイシン」だということも判明したのです。

ちなみに、アミノ酸は自然界には500種類以上ありますが、私たちの身体をつくっているアミノ酸は20種類です。このうち、体内でつくることのできないアミノ酸は9種類あり、これらは、必ず食事から摂る必要があるため、必須アミノ酸といいます。ロイシンは、この必須アミノ酸のひとつです。

この、ロイシンに含まれるHMBという代謝生産物が、筋肉におけるタンパク質合成を誘導する重要な働きをしてくれるのです。最も新しい研究では、ロイシンが含まれる量をアミノ酸全体の3分の1程度まで高めて補充する介入試験で、歩行能力機能の改善や筋力の増加が確認されました。

つまり、高齢者になるとアミノ酸が筋肉に届いてもタンパク質がつくられにくくなる傾向がありますが、効率のいい形でアミノ酸を補充することで、より有効な形で筋力増加が認められたのです。試験ではサプリメントを使いましたが、まず必要なのは食事からの摂取です。ロイシンを食品で効率よく摂る方法を考えてみましょう。

極意《11》

筋肉量アップに欠かせないロイシン補給は牛乳と卵をコンスタントに摂る

タンパク質を摂る目安は、体重によって変わります。一般には、体重1kgあたり1g。50kgで50g、70kgの人は70gとなります（腎臓病のある人は主治医との相談が必要な場合もあります）。まずはこれを覚えておきましょう。

この範囲内で、ロイシンを少し増やすということになります。とはいえ、必須アミノ酸は、9種類のうち1つだけ摂っても筋肉は増えず、どれか1つが欠けていても、やはりうまく働かないという特徴があります。そこで、まずは9種類の必須アミノ酸を適量に摂ったうえで、そこに占めるロイシンの割合を通常の約26%から約40%まで高めると、筋タンパク質の合成に有効なことがわかってきました。

「アミノ酸スコア」という言葉を聞いたことがあるでしょうか。9種類の必須アミノ酸がバランスよく含まれているかがわかる数字のことで、アミノ酸スコアが100の食品には、鶏卵、鶏肉、豚肉、牛肉、アジ、イワシ、サケ、マグロ、大豆、牛乳があります。反対に、精白米のアミノ酸スコアは65、パンは44で、主食からでは、なかなか必須アミノ酸が摂取できないことがわかります。やはり、タンパク質から摂ることが基本なのです。

そのうえで、さらにロイシンを多く含む食品を調べて、私なりに計算してみたのですが、非常にばらつきが多く、具体的にどの食品に100gあたり何gと表記するのは難しいようです。

全体の傾向としては、牛乳と卵については、アレルギーさえなければ、毎日食べる基本食にするのが望ましいと思います。肉でいうと、牛や豚の赤みの肉や皮なしの鶏むね肉にロイシンが多く含まれているようです。これらはいずれも、アスリートやボディビルダーが好んで食べている食品です。ちなみに、魚であればカツオ節に多く、豆製品の中では高野豆腐に多く含まれています。毎日の食生活にぜひ積極的に取り入れてください。

極意《12》

100歳まで歩く骨づくりのためにビタミンDを意識して摂る

世界に名だたる長寿国の日本。課題は、健康寿命の延伸です。

健康寿命とは、たんに長生きするだけでなく、自分ひとりで食べて、入浴できて、排泄できること。なるべく人の手を借りない形で、自分らしい暮らしを営むためには、骨の健康が大きな意味を持ってきます。

骨が丈夫であれば、自分で歩き、行動できます。その状態を継続できれば、高齢になっても、たいていのことは自分で行うことができるでしょう。

反対に、それまで元気だった高齢者が、ふとした機会に転倒、骨折をして安静を強いられると、あっという間に足腰が衰えて、寝たきりになってしまうことも少なくありません。ロコモティブ症候群ですね。

骨も歳をとります。骨が弱くなって骨折を起こしやすくなる状態を骨粗しょう症といいます。歳をとると次第に背が小さくなったり、背中や腰が曲がってしまう傾向がありますが、あれも骨粗しょう症による一種の骨折です。

とくに閉経後の女性は、ホルモンの関係により、骨粗しょう症はほぼ必至といってもいいかもしれません。見た目の変化だけでなく、大腿骨頸部骨折のような歩くのに欠かせない場所を骨折してしまうと、二度と歩くことができなくなる場合も考えられます。

つまり、骨折は高齢者によっては致命的なケガであり、ＱＯＬ（生活の質）に大きく関わってきます。アンチエイジング対策としては、前段階である骨粗しょう症を予防することが大切です。

予防のカギとなるのが、ビタミンＤです。

骨の材料といえばカルシウムなのでは？　と思うかもしれませんが、ビタミンＤは、食事で摂取したカルシウムの腸管からの吸収率を高め、骨密度を増加させます。ほかにも、ビタミンＤには筋肉を強くして転倒を予防したり、免疫機能を高める働きもあるので、アンチエイジング世代には欠かせない栄養素といえるでしょう。

ビタミンDが豊富に含まれている食品は、きのこ類（キクラゲ、シメジ、シイタケなど）、魚介類（イワシ、サンマなどの青魚、サケ、タラコなど）、卵（卵黄）があります。とくに、天日干ししたキノコには、ビタミンDの1つ前段階の物質であるエルゴステロールが多く含まれています。活性化させるには、食べる直前に今一度日光にあてるのも効果的です。青魚にはビタミンDばかりでなく、摂りたい油であるEPAも豊富なので一石二鳥です。どれも毎日の食生活で取り入れやすいものばかりですから、積極的に食べるようにしましょう。

ビタミンDは、数あるビタミンの中でも唯一、人の体内でもつくることができるビタミンです。ちなみに、ビタミンDの原料はコレステロール。コレステロール自体が悪者ではない、いい例ですね。体内のビタミンDも、キノコと同じように日光、とくに紫外線を浴びると活性化します（活性化ビタミンD）。最近は、紫外線は老化の敵（確かに活性酸素を増やします）として避ける傾向が強いですが、直射日光に当たる必要はありません。昼間の時間帯に日陰や木陰を選んで20分歩くだけで十分です。

かつて私は、室内の窓越しでの日光浴でもいいですよとアドバイスしていたのですが、最近は、車や家の窓ガラス、衣類などにも紫外線カットの機能がついているものが多いので、骨を強くするためには、やはり外出をおすすめしています。ビタミンDの摂取は、食品からと紫外線を浴びて体内での合成、この2本立てでいきましょう。ただし、過剰摂取には注意。ビタミンDは脂溶性のビタミンのため、水溶性のビタミンのように尿で排泄できず、体内に蓄積しやすいという特徴があるからです。とはいえ、日常生活における食事と散歩程度では過剰摂取のレベルまでにはならないので心配し過ぎる必要はありません。むしろ、骨粗しょう症予防にと、薬やサプリメントでビタミンDを摂ろうとすることのほうが問題です。食事以外の摂取は、専門家にきちんと相談してからにしましょう。

極意《13》

いつの時代も足りていない栄養素 それが、カルシウム

次に、骨の材料でもあるカルシウムの話をしましょう。

カルシウムが健康のために必須で大切な栄養素という意識は、誰もがもっているると思います。では、大昔から、そして現在のように食が豊かな時代になっても、カルシウムは常に「不足している栄養素」であることはご存じでしょうか？

人間がカルシウム不足に陥った理由のひとつとして、生物の進化があります。人類は海の生物が進化して誕生したとされています。海水は、非常にカルシウムが多いので、おそらく海の生物時代は、細胞を通してカルシウムをたっぷりと吸収することができたはずです。実際、現在の魚類は、カルシウムが豊富なことで知られています。しかしながら、やがて陸に上がって生活をするようになった人間は、カルシウムの吸収ができないので、食べものから摂取しない限りは、常に

不足状態に陥っているというわけです。とくに日本は、風土的（火山灰ベースの土壌や軟水の飲料水）にもカルシウムが不足しているといわれています。

さて、私たちの身体活動に必要なカルシウムは、食べものとともに摂取され、胃の酸によりカルシウムイオンとなって小腸の粘膜から吸収されますが、カルシウムは吸収率は決して高くありません（成人で20～30％程度）。

アンチエイジング世代は、胃が元気でない状態、たとえば各種の胃炎や、胃酸分泌を抑える薬を服用していたり、加齢による胃酸分泌低下などになっていることが多いので、ますますカルシウムの吸収率は低くなります。

小腸から吸収の際は、ビタミンDも必須です。ビタミンDは食事由来のものと紫外線による体内合成の2種類がありますが、たとえば、食事からあまりビタミンDを摂取できなかったり、日光にあまり当たらなかったり、もしくは腎臓が悪かったりすると、ビタミンDの合成量は低下することになります。こうしたビタミンD不足も、カルシウム不足に直結します。

なぜなら、吸収されたカルシウムは、細胞の中に入って「血管」「神経」「筋肉」「骨」「ホルモン」などの調節を行う役目を担っていますが、これらの調節は非常にデリケート。体内のカルシウムイオンの濃度は、常に一定になるように副甲状腺ホルモンとビタミンDによって厳格に調整されていますが、この調整がうまくいかないと、さまざまな病気の発症に関連していくのです。一般的に、カルシウム不足だと、骨や歯が弱くなったり、イライラしたりするというイメージがありますが、実はほかにもさまざまな弊害を起こします。

たとえば、慢性的にカルシウムが不足する状態になったときは、副甲状腺ホルモンが働いてビタミンDの活性化を促し、腸管での吸収を上昇させるのですが、同時に骨からもカルシウム動員を促します。ところがこのとき、結果的に余剰が生じてしまう場合があり、そうなると、カルシウムが骨以外の部分に沈着して困ったことになります。血管に沈着すれば血管の壁の石灰化を起こし、動脈硬化の進展に関わってくる可能性があるからです。

また、高血圧の人は腎臓からのカルシウム排泄が異常に高まることがあり、これに対応する形で副甲状腺ホルモンが働き、結果的に、骨密度が低下することも知られています。

このように、適度なカルシウム濃度を維持するために、体内では非常にデリケートなバランスをとっています。そのバランスを崩さないためにも、カルシウムは過不足なく摂ることが非常に大切です。

カルシウムを豊富に含む食品は、乳製品、骨や殻ごと食べる小魚や桜エビ、大豆、葉物野菜などです。それと同時に、食事由来のビタミンＤの摂取と日光浴を忘れずに。ただし、カルシウム、ビタミンＤともに過剰摂取の弊害があります。カルシウムは１日あたり７００以上２３００以下（単位はミリグラム）、ビタミンＤは１日あたり６以上１００以下（単位はマイクログラム）になります。ビタミンＤは上限にはなかなか届かないと思いますが、カルシウムはサプリメントの過剰摂取などで高カルシウム血症などに陥る心配があるので気をつけてください。

極意《14》

大豆の力①　イソフラボン
女性ホルモンをサポート

ここからは、数ある食品の中でも、とくにアンチエイジング世代にぜひ摂ってほしい食品をピックアップして、そのパワーを紹介したいと思います。

まずは大豆です。

大豆のイソフラボンは、女性ホルモンに効果があるといわれています。

一般的に日本人は欧米人と比べて、更年期に起きるさまざまなダメージ、「顔がほてる」「のぼせる」「汗が出る」といった、いわゆるホットフラッシュと呼ばれる症状が少ないといわれています。

その理由のひとつとして、日本人は日常的に大豆製品を食べているからではないかといわれています。豆腐、納豆、油揚げといった食品だけでなく、みそやしょうゆといった調味料にも大豆は使われているため、和食を毎日食べていれば自然と大豆製品をたっぷりと摂取できます。洋食ではこうはいきません。

大豆に含まれているイソフラボンは、大豆特有の苦み成分で、ポリフェノールの一種です。これが、女性ホルモンのエストロゲンと非常に似た構造をもっていて、エストロゲン受容体という場所に作用することで、更年期症状を抑えるのではないかと考えられています。また、閉経を迎えることによって、必然的にリスクが高まる骨粗しょう症の予防にもなるといわれています。

イソフラボンは、抗酸化作用も高いため、血管の弾力性を保つ機能を改善し、血管細胞接着分子の発現という動脈硬化につながるプロセスも抑えてくれます。多くの研究で、大豆イソフラボンやその代謝された産物で血管を若返らせることが証明されています。

このように、女性にとって、大豆イソフラボンは相当頼もしい食材といえます。ただし、現在、婦人系の悪性腫瘍で抗がん剤の治療を受けている方は、逆効果になる場合もあるので、主治医の先生と十分に相談してください。

極意《15》

大豆の力② エクオール 認知症を予防する

最近の研究から、大豆イソフラボンが分解されてできてくるエクオールにも注目が集まっています。

エクオールは左の図にあるように、大豆イソフラボンの中でもダイゼインという物質とある種の腸内細菌の酵素の働きによってつくられる物質です。このエクオールが、更年期症状や骨代謝の改善、閉経後の女性の肥満やメタボリック症候群の改善、シワなどの肌の老化の改善などに関与していることが分かってきました。その作用は、通常の大豆イソフラボンの何倍もあるというのです。

まさにアンチエイジング世代の救世主といってもいい物質ですが、実は、このエクオールが産出できるかどうかに個人差があることも判明しました。

腸内細菌は千種類以上ありますが、大きく3種類に分かれます。

エクオールの生産経路

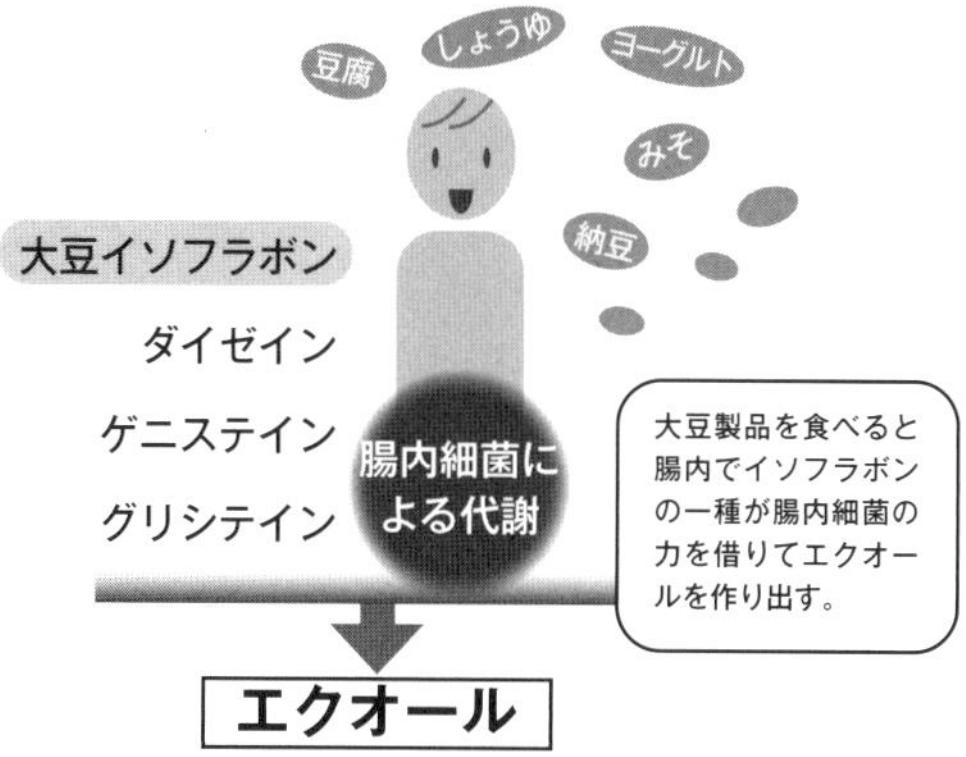

■善玉菌

（代表菌はビフィズス菌や乳酸菌）

ビタミンの合成、消化吸収の補助、感染防御などに関係する健康維持につながる菌。

■悪玉菌

（代表菌はブドウ球菌、ウェルシュ菌）

細菌毒素の産生、発ガン性物質を作り出すなど様々な病気につながる菌

■日和見菌（ひよりみきん）

（代表菌はバクテロイデス、連鎖《れんさ》球菌）

健康なときは問題ないが、身体が弱ったときに腸内で悪い働きをする菌。

これらの割合は、年齢や腸内環境によって変

わってきますが、個々人が、特有の細菌を約百数十種類もっていることがわかっています。一人ひとりの顔が違うように、腸内細菌の種類も違うわけですが、どんな腸内細菌を持つかどうかは、実は生まれて間もなく決まってしまいます。

エクオールを作るのは、善玉菌の乳酸菌のうち「ラクトコッカス20－92」を含む「エクオール産生菌」といわれるもので、これまでのところ約15種類ほどしかないことがわかっています。つまり、これらの腸内細菌を保有していない人は持っている人と比べると、同じように大豆イソフラボンを摂取しても、エクオールが産出されないことになるのです。

一般的に、日本人はエクオールをつくれる人とつくれない人の割合は、1対1だといわれています。ちなみに欧米人は1対4の割合で、つくれない人のほうが多いようです。

そこで、私たちの抗加齢ドックの受診者152名（男性61人、女性91人、平均年齢69歳）の方々に協力してもらって、早期尿を採取、エクオールの含有量を測定しました。すると、60人がエクオールを持っていることがわかったのです。割合にして約40％です。

そしてさらに興味深いこともわかりました。

「エクオールをつくれる人」と「エクオールをつくれない人」について、抗加齢ドックでの、そのほかの検査内容を比較してみたところ、体格指数であるＢＭＩや脈拍、血圧などにはとくに違いなかったのにもかかわらず、血管年齢には有意な差が出たのです。その差は、なんとも10歳もありました。一般的に、血管年齢は、加齢、高血圧、高血糖によって決まりますが、「エクオールをつくれるか否か」も、要素として加味されるべきだと思いました。

また、認知機能も検査したところ、「エクオールをつくれる人」は、「エクオールをつくれない人」に比べて、認知機能検査の点数が優位に高いこともわかったのです。さらにＭＣＩ（認知機能が少しだけ低下している）の人と正常な人とで比較してみると、ＭＣＩの人には明らかにエクオールをつくれない人の割合が多く、「エクオールがつくれない人はつくれる人に比べてMCIになるリスクが4倍ある」ということも判明しました。

私たちは、この結果を海外や日本老年医学会で論文発表しました。

ただしこれは、「エクオールをつくれない人は、大豆製品を摂取しても意味がない」ということではありません。

むしろ、エクオールの効果がはっきりしたことで、エクオールをつくれない人は、エクオールのサプリメントを飲むことで、大豆イソフラボンの効果を、エクオールを持っている人と同じように高めることができるからです。また、最近はさまざまな種類の乳酸菌入り飲料やヨーグルトなどの開発が著しいですから、エクオールを産出できる乳酸菌入りの飲料が将来的にはできるかもしれません。

私が調べたところ、エクオールが産生できないと評価される人の中にも「エクオール産生菌がまったくゼロではない」人がたくさんいました。つまり、エクオールをつくる働きを高めていく日常生活を行うことで、エクオールが産生できる身体になる可能性があることが考えられます。

　これは、お酒が飲めるかどうかはある程度遺伝的体質で決まっていることに似ています。まったく飲めない人もいますが、少しは飲める体質の人もいて、少しずつお酒を飲むうちに案外飲めるようになる、といったイメージです。

　大豆イソフラボンは、食べて1～2日で尿から排泄されてしまいますので、一度にたくさん食べても、その効果は長続きしないことがわかっています。毎日少しずつ、継続的に摂ることが大切なのです。

　このように、自分の身体を知り、それに合わせてさまざまなことを試してみることこそ、オプティマルヘルスです。エクオールが残念ながら作れない人もあきらめる必要はありません。最近は多くのサプリメントが発売されています。

　最近の研究では、更年期以降の女性に多い「ヘバーデン結節」と呼ばれる関節の痛みにも効果があるとの報告があります。

極意《16》

ニンニクの力
血管を若返らせる力と抗酸化力がトップクラス

アンチエイジング外来で、男女問わずすすめているのがニンニクです。ニンニクには血管を若返らせる強いパワーと高い抗酸化作用があるからです。世の中に身体に良いといわれている食品はごまんとありますが、私は医師として、その効果が科学的に証明されたもの、あるいは、治療現場での研究において摂取の有無によって有意差が出たものに限ってすすめています。

ニンニクの効果が証明されたのは、1997年のこと。循環器分野の権威である医学雑誌『サーキュレーション』に掲載された論文には、ガーリックパウダーの摂取と血管弾力性について調べていました。ガーリックパウダーを毎日300㎖摂る群と摂らない群を、それぞれ200人ほどに分けて、その後2年間の追跡調査をしたのです。その結果が左の図です。ガーリックパウダーを摂った群は、

ニンニクで血管年齢が若くなる

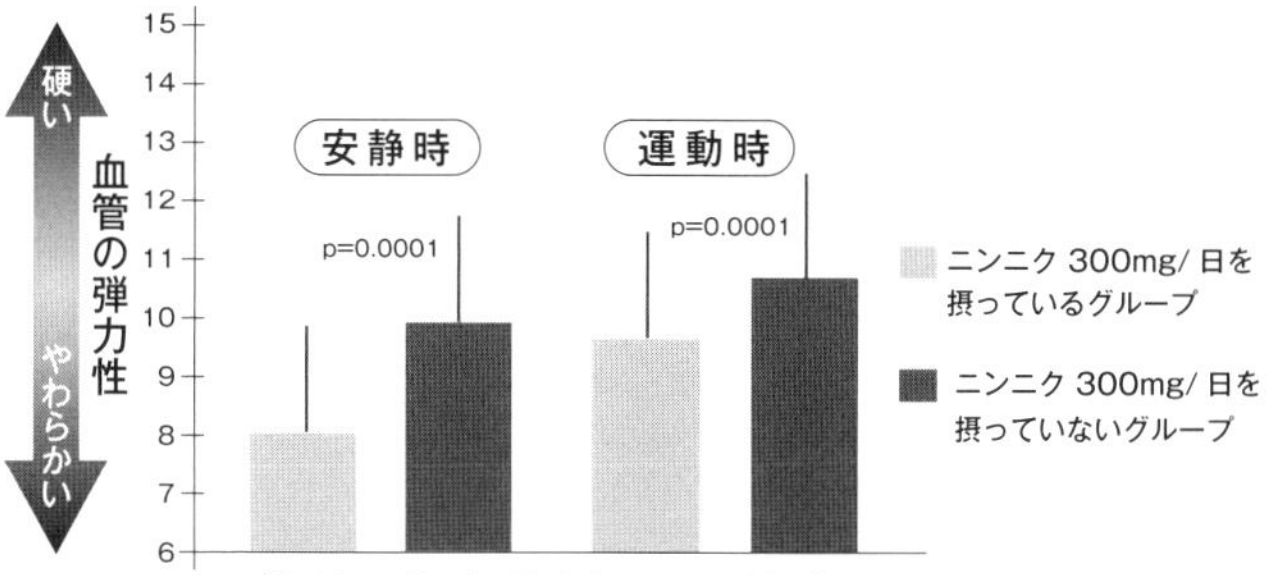

（Breithaupt-Grogler K ほか Circulation 1997 年）

そうでない群よりも明らかに血管の弾力性が優れていました。これは、ニンニクの有効成分が血管内の内皮細胞に働きかけて、血管をしなやかにする一酸化窒素（NO）の分泌を促すためだと考えられます。

また、ニンニクの抗酸化作用についても、アメリカ国立がん研究所がまとめた「デザイナーフーズ」で、最もがん予防に効果がある食べものとして最上位にランクされています。

ニンニクは独特の香りが魅力ですが、苦手な場合は、丸ごとホイルに包んでじっくり焼いて食べてみましょう。クセのある香りが消えるばかりか、ほくほくとおいものように甘くなります。ぜひ試してみてください。

極意《17》

ナッツの力
アンチエイジングのヘルシースナック

ナッツの摂取は、心筋梗塞をはじめとする「心血管疾患」の発症リスクを低下させることが知られています。

なじみのあるナッツといえば、ピーナッツ（皮つきがおすすめ）やクルミ、アーモンドでしょうか。これらには、不飽和脂肪酸のオレイン酸とリノール酸が含まれていて、悪玉コレステロールを減らし、善玉コレステロールを増やす効果があります。強力な抗酸化作用を持つビタミンEも豊富です。

クルミが血管の弾力性を良くする作用があることは、医学的にも証明されています。また、アーモンドの継続的摂取で、身体の糖化度を示すAGEが20％も減少したことも発表されました。ただし、このような医学的な証明論文では、ふだん考えられるような食生活とは違って、「かなり大量に」「毎日継続的に」「3か月から2年といった長期的に」摂取する実験をするので、この食品が身体に良いとわかったからといって、毎日その食品ばかりを摂取するのはおすすめしません。「大豆」「ニンニク」「ナッツ」のいずれをも、毎日少しずつ、かつバランスよく、食べるのが、ふだんの生活でもよい結果を出す極意だと思います。

ナッツは、種類も豊富です。最近では、ピスタチオナッツもアンチエイジングに働くことがわかってきました。脂質を改善する効果に加えて、脂質異常症の患者の血圧を下げる作用も報告されています。ピスタチオナッツはもともと中央アジア～西アジアが原産ですが、日本には19世紀に伝わったそうです。お酒のつまみや、ケーキやクッキーなどのお菓子づくりの材料としてよく知られていて、ナッツの中でも栄養価がとくに高いので、「ナッツの女王」とも呼ばれています。カリウムも豊富に含まれているので、体内の余分な塩分（ナトリウム）を体外に排出して、高血圧を予防する働きもあります。

ほかにも、ごく最近知られるようになったナッツに「サチャインチナッツ」が

ナッツ類（クルミなど）で血管年齢が若くなる

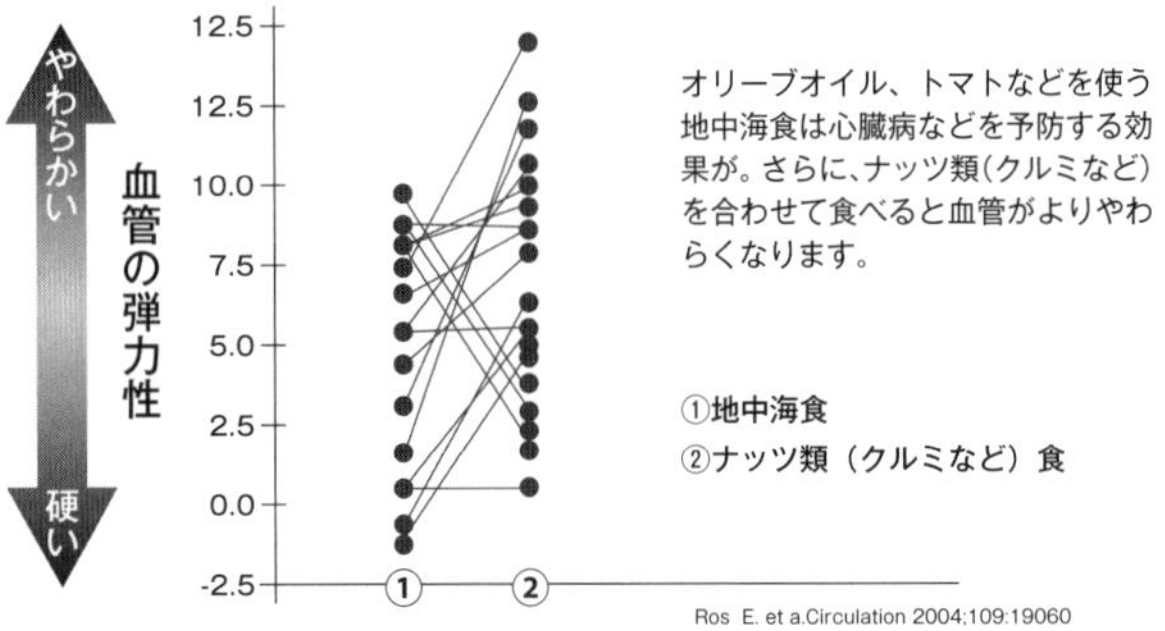

オリーブオイル、トマトなどを使う地中海食は心臓病などを予防する効果が。さらに、ナッツ類（クルミなど）を合わせて食べると血管がよりやわらくなります。

Ros E. et a.Circulation 2004;109:19060

あります。

アマゾンが原産で、亜麻仁油や青魚の脂であるオメガ3の油を含み、ビタミンEも豊富なことで、晴れてスーパーフードの仲間入りをしたようです。

このようにナッツにもいろいろ種類があるので、料理やつまみに、品を変えながら毎日取り入れてみましょう。ただしカロリーが高めなのと、塩分が加えられているものも多いので、できれば無塩のものを少しずつがおすすめです。目安として、クルミなら1日ひとつかみ分（約28g程度）がおすすめ。

これは血管若返りを証明した論文で、クルミ10個分（約300kcal分）が使用されていることに基づきます。

極意《18》

スパイスの力
有効成分が、血管を若返らせる

近年、毛細血管を構成している血管内皮細胞と壁細胞の接着を強くするための物質として「Tie2（タイツー）」が活性化されれば、毛細血管の老化を予防することが分かってきました。医学的には、その代表的な物質としてアンジオポエチン－1があります……と難しいものを紹介しなくても、より身近な食品の中に、タイツーが活性化される物質があります。

そのひとつが「ヒハツ」です。コショウ科の植物で、沖縄そばについてくることが多く、「ロングペッパー」「シマコショウ」ともいわれています。

ヒハツは、インドの伝統的医学「アーユルヴェーダ」では最も強力な薬草のひとつで、長寿を促すものと紹介されています。消化器系と呼吸器系に働き、代謝をよくして冷え性を改善してくれます。

私たちの大学で行われた研究で、冷え性の人を対象に、ヒハツを摂取する前後の手指の皮膚表面温度で調べたところ、摂取前は10分たっても変わらなかった温度が、摂取後は約10分でみるみる上昇しました。下腿《かたい》のむくみを改善する効果があることもわかっています。

同じような作用があるスパイスに、「シナモン」があります。クスノキ科の常緑樹の樹皮を乾燥させたもので、甘くスパイシーな風味が特徴で、ケーキやカレー、サラダの隠し味など幅広く使われているほか、京都の銘菓「八ツ橋」に入っているニッキ、漢方の「桂皮《けいひ》」としても知られています。シナモンの歴史は古く、古代エジプトでも使われていたという聖書の記録もあります。アジアや地中海地方でも昔から血行促進や、関節炎、咳などの治療にも使われていたようです。桂皮は、現在でも身体の冷えや、胃腸のもたれや痛みを改善する生薬のひとつです。ただし大量に摂取すると、肝機能障害を起こす恐れがあります。1日あたり小さじ半分程度（0・6g）を目安にしてください。

極意《19》

ハーブの力
「不老長寿の薬」としても、効果抜群

Ｔｉｅ2（タイツー）を活性化させるものに、抗酸化作用のあるアンチエイジング茶、やせるお茶として人気のある「ルイボスティー」も同様の効果があります。

南アフリカ共和国特産のハーブで、南アフリカの先住民たちは「不老長寿の薬」として常飲していたそうです。抗酸化作用が高く、冷え性や便秘などの改善に効果があるとされています。

ミネラル豊富でノンカフェインなので、私もよく患者さんにすすめています。60代の女性は、1か月ほど飲んだところ、むくみが気にならなくなったそうです。また、80代の男性は、飲み続けたら顔のシミが薄くなったと話してくれました。これはいわゆるシミではなく、高齢になると血管が弱くなることで、ちょっとした刺激や圧力で内出血を起こした点状出血斑ですが、いずれも継続して飲むこと

で血管の老化が改善されたのだと思います。

もうひとつ、私が最近注目しているハーブに「クロモジ」があります。

クロモジは、クスノキ科の落葉低木で、春になると黄色いかわいらしい小花を大量に咲かせます。クロモジの枝葉からは良い香りが漂い、その枝は和菓子に添えられる高級爪楊枝《つまようじ》の名前にもなっているのでご存じかもしれません。クロモジの葉をついたままの枝を採取し、蒸留によってできた精油はクロモジ油といい、香水や石けんとしても利用されています。クロモジの幹と枝からとれる生薬として「烏樟（ウショウ）」があり、健胃作用のほか、入眠を促したり、痰《たん》や咳《せき》を鎮めたり、血圧を下げたりする作用など多様な効果が確認されていて、昔から薬酒に使われています。

つい最近、私が養命酒製造と共同研究し、「クロモジエキスにインフルエンザ予防効果がある」という結果に基づき、クロモジエキス入りのど飴も発売されました。

極意《20》

赤ワインの力
抗酸化作用だけでなく、認知症の予防も期待できる

飲み物の話が出たところで、そろそろ食生活における極意として、みなさんが気になっている話をしましょう。そう、お酒です。

昔から酒は百薬の長といわれる通り、アルコールはリラックスを促すだけでなく、血圧を下げたり善玉コレステロールを増やしてくれるなど、身体にもさまざまなよい働きかけをしてくれます。

なかでも、とくに効果が高いのが、赤ワイン。これもずいぶん知られるようになりましたね。理由の一番は、赤ワインにはポリフェノールの一種である「レスベラトロール」が含まれていることです。赤ワインは、抗酸化作用が高いポリフェノールが一番濃いといわれている果皮を含めて発酵、圧搾《あっさく》してつくられることで、この成分が豊富に含まれています。

昔からフレンチパラドックスといって、高脂肪食が好きなフランス人に心臓病が少ないのは赤ワインを飲んでいるからだと、まことしやかにいわれていたものですが、あながち都市伝説ではなさそうです。2006年に科学雑誌『ネイチャー』に、レスベラトロールは人と同じ哺乳類であるマウスの寿命を延伸させるとの成果が発表され、大きな注目を集めました。人間による研究では、血圧が高めの被験者にレスベラトロールを摂取してもらったところ、動脈硬化を防ぐことや、脳の血流を増加させることがわかっています。また、健康な人を対象にした試験でも、乳がんや肺がんのリスクを低減する可能性が報告されています。私自身もビールを少し飲んだあとに赤ワインを飲むことが多く、患者さんにも「飲むなら、赤ワインを」とすすめています。

とはいえ、当然のことながらあくまでも適量に限ります。過度な飲酒は、肝臓を疲弊させ、かえって動脈硬化による病気を増やすからです。では、アルコールの適量とはどのくらいかといえば、厚労省が推奨する「適量」は、1日あたりアルコール20ｇとなっています。ビールで５００㎖（ロング缶１本）、日本酒なら１６０㎖（１合弱）、ワインなら２００㎖（グラス１杯半）が目安です。

一方、日本神経学会の「認知症疾患治療ガイドライン２０１０」では、アルツハイマー病発症の予防因子として、適度な運動と同時に、適量のワインをあげています。そして、その量は１日あたり２５０～５００㎖とかなりの大盤振る舞い。酒飲みの人にとっては朗報の量ではないでしょうか。

けれども、この数値は、フランスのボルドー大学で行われた３０００人以上を対象とした研究で明らかにされたものです。ご存じのように、日本人はアルコールに弱い人が多く、またお酒をたしなむ人でも赤ワインを常飲している人が、フランス人より多いとはとても思えません。適量には個人差があります。とくに、お酒を飲むとすぐに顔が赤くなるような人は注意してください。もちろん、お酒に強い人も、上限を超えないようにしましょう。ちなみに、うちの抗加齢ドックでは、希望者の方にお酒が飲めるかどうかの遺伝子診断も行っています。

極意《21》

サプリメントの力
第7の栄養素になりうる　コラーゲンペプチド

食事編の最後は、この数年、私が取り組んでいるサプリメントについてお話しします。世の中には実に多種多様なサプリメントが出ていますが、残念ながら医学的に太鼓判を押せるようなエビデンスが出ているものはあまりありません。けれども最近は、アンチエイジングに有意な効果があるのではと考えられる成分も、散見されるようになりました。

たとえば「コラーゲン」。コラーゲンといえばタンパク質の一種で、美肌に必須の成分として有名ですが、実は肌だけでなく、骨や血管などの構成要素でもあり、男女問わず必要な成分です。

私たちの体内の構成要素のうち、タンパク質が占める割合は約30%、そのうちコラーゲンは、約20%を占めています。体重50kgの人だと15kgがタンパク質、コラーゲンは３kgほどだと考えられます。かなり多いと思いませんか？　その内訳は、肌が40％、骨や軟骨に10〜20％、血管に７〜８％、残りが、その他となっています。その働きは、いずれも各組織を支え、細胞をつなげ、活性化させるのですが、残念ながら加齢とともに減少、劣化していくこともよく知られているところでしょう。

その分を補充するために、コラーゲンの入った化粧品やサプリメントがいろいろ発売されています。一方で、コラーゲンは体内でアミノ酸に分解されてしまうため、体内でコラーゲンとして復活した形で肌に届くわけではない（医学的なエビデンスがない）こともわかっているのです。

ところが、近年の研究によって、このコラーゲンの一種がアンチエイジングに大きな恩恵をもたらしてくれるかもしれない可能性が出てきました。その成分が、コラーゲンペプチドです。

動物由来のコラーゲンは、一般的に分子量約30万といわれていて、３本のタン

コラーゲンからコラーゲンペプチドへ

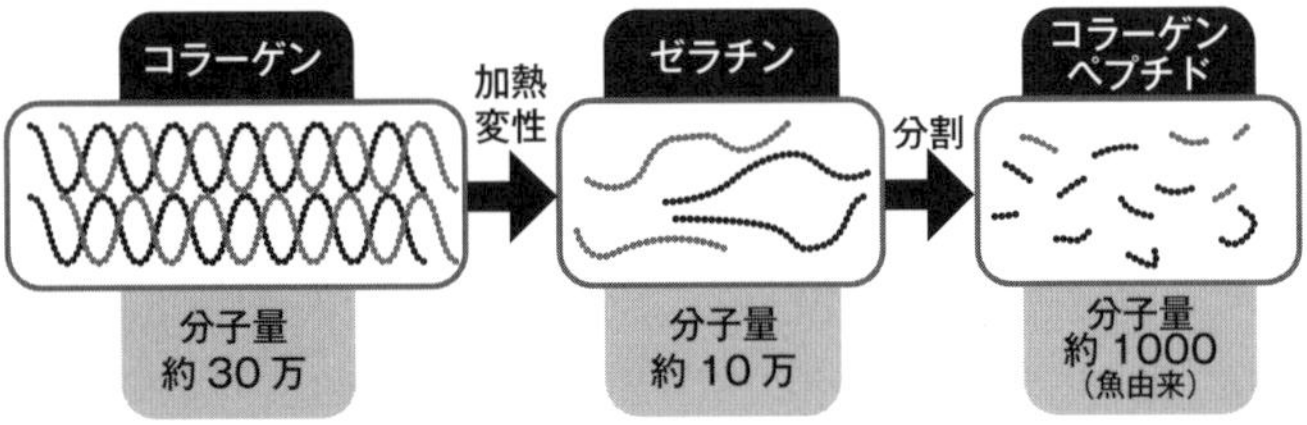

パク質のヒモがらせん状に重なっているため非常に大きな物質です。これを加熱して溶かしたものが、いわゆるゼラチンといわれる物質で分子量は約10万。コラーゲンを形づくっていたひもが、ほどけた状態になっています。これをさらに酵素などを使って分解したものが、コラーゲンペプチド。魚由来のものだと、分子量は約１０００ほどにまで小さくなります（上図参照）。

このコラーゲンペプチドは、ゼラチンのように冷やしてもゼリーにはなりません。けれども、飲料やスープに溶かして大量摂取することが可能です。

こんな結果も出ています。

コラーゲンペプチドのうち、とくに低分子のコラーゲンペプチドを経口摂取すると、アミノ酸が２つ、または

3つくっついた「ジペプチド」「トリペプチド」という形で血液中に移行することが明らかになっています。つまり、低分子のコラーゲンペプチドであれば、細胞に吸収され、かつコラーゲンと同じような働きをしてくれるわけです。

コラーゲンは動脈における重要な構成成分でもあり、動脈の最重要な層である「中膜」の大部分もコラーゲンでできています。つまり、低分子コラーゲンペプチドの形なら、経口摂取においても動脈硬化の改善に働く可能性が出てきたのです。

そこで私たちは、低分子コラーゲンペプチドの動脈硬化の改善作用を見るべく、この研究の参加者70人（年齢72歳±8歳、男性18人女性52人）に、血管の若さをみる「脈波伝播速度検査」で検証しました。対象者を乱数表を用いて無作為に選んだA群（豚皮由来のコラーゲンペプチド2・5g服用）とB群（有効成分を含まないプラセボプロテインを同量服用）のいずれかに割り当て、毎日お湯かコーヒーに溶かして飲んでもらいました。

3か月後、70人中64人が毎日服用してくれました。試験の前後で測った脈波伝

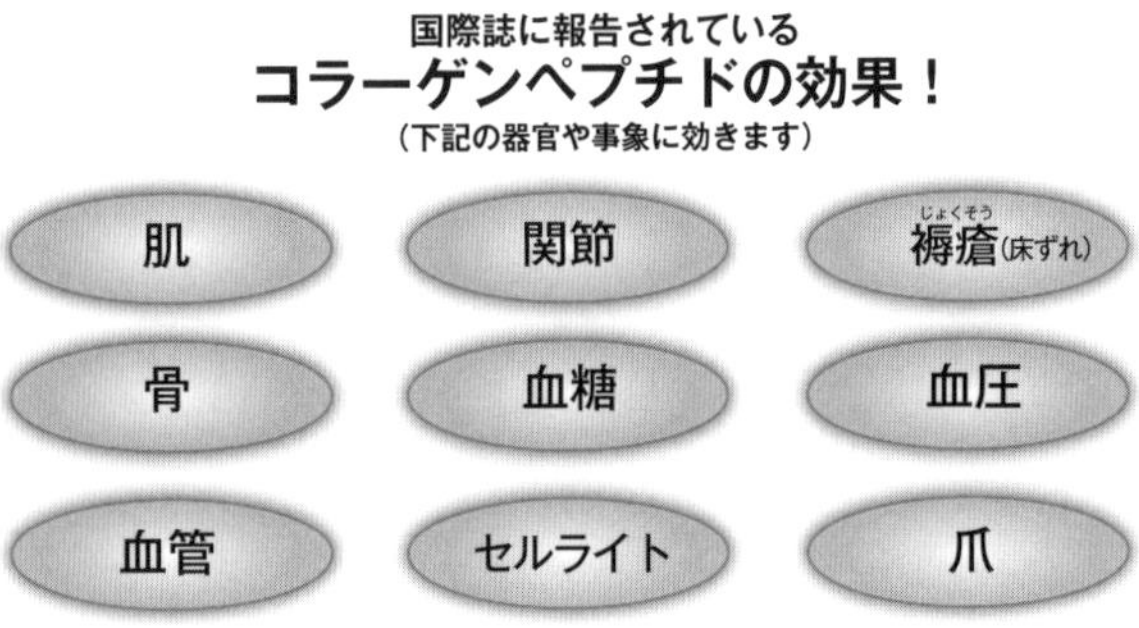

播速度を比べたところ、プラセボのB群（35人、男性9人）は何も変化がありませんでしたが、A群（29人、男性5人）では約6％もの速度が改善が見られたのです。これは年齢でいうと5歳分もの違いになります。

このメカニズムは、低分子コラーゲンペプチドが、血管拡張性物質のひとつである一酸化窒素（NO）を増やしたことだと考えられます。

そして今では、コラーゲンペプチドは上図のような組織への効果が認められています。

また、認知症の分野でも、コラーゲンペプチドの継続摂取により認知機能の改善が認められました。細胞を使った基礎研究だけでなく、実際にコラー

コラーゲンペプチドは７番目の栄養素

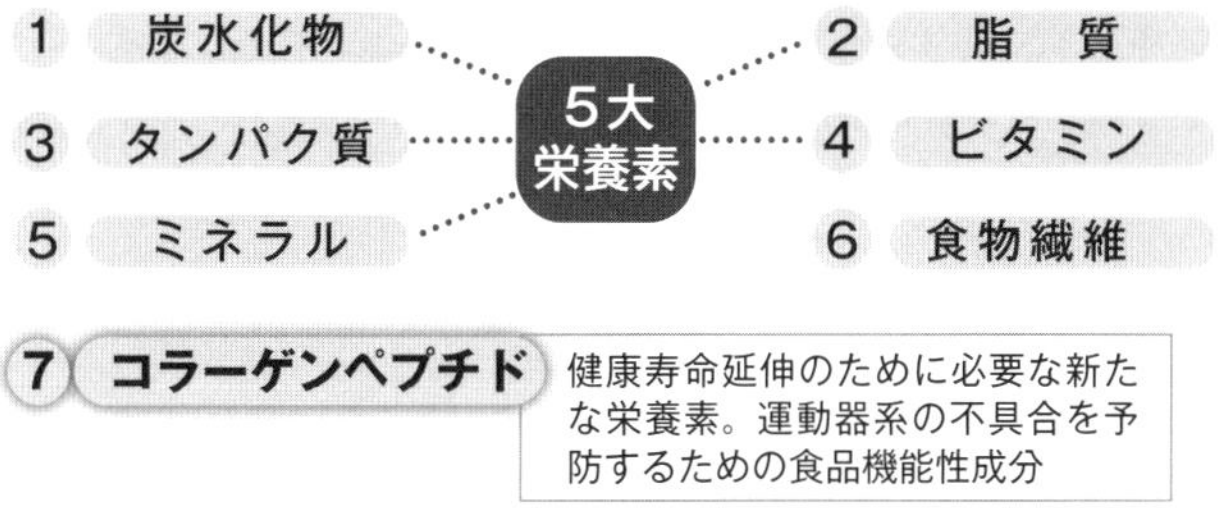

ゲンペプチドを継続的に摂取してもらう調査も行っていて、関節痛に悩んでいた人の９割以上が痛みがやわらいだ（１日10gを13週間摂取）との報告がありました。ほかにも肌の水分量が５倍に増えた（１日５g、１か月間）、シミが25%薄くなった（１日５g、２か月間）といった、見た目の変化にも効果が出ているようです。

サプリメントの世界でもアンチエイジングのエビデンスが得られるようになってきたのではないでしょうか。私は、コラーゲンペプチドは７つめの大切な栄養素になるのではないかと期待しています。

私たちが共同で研究を進めた会社は、サプリメント食品として売り出しました。

巻頭の100回ジャンプはちょっとハードで……という人におすすめの座ってできるエクササイズを2つご紹介。テレビを観ながらでも、かんたんにできます。「かかと上げ下げ」でふくらはぎを、「自転車こぎ」で太ももの筋肉が刺激でき、下半身を動かすことで血管がほぐれ、血流も良くなります。気づいたときにこまめに行えば、さらに効果アップ。

座ったまま
かかと上げ下げ

1·椅子に座り、床にかかとをつけてつま先を3秒間上げる。

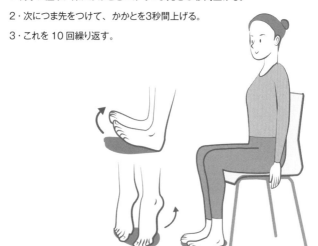

2·次につま先をつけて、かかとを3秒間上げる。

3·これを10回繰り返す。

コツ

ふくらはぎを意識して、つま先もかかとも、可能な範囲で持ち上げます。ふくらはぎがポンプとなって、足先から血液を押し出すようなイメージで行いましょう。

column 3

座ったまま
片足逆自転車こぎ

1・椅子に座り、片方の脚を思い切り胸のほうへ引き上げる。

2・自転車を逆にこぐようにして、円を描きながら5回まわす。

3・反対の脚を、同様に5回まわす。

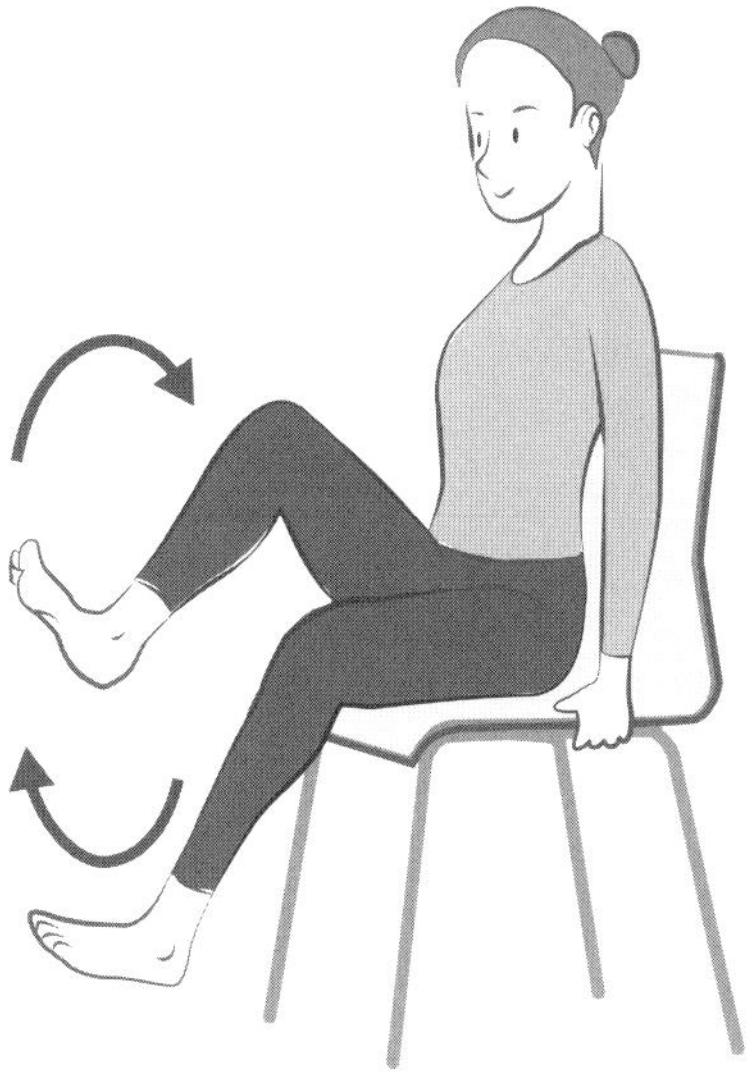

コツ

ふとももを意識して、可能な範囲で持ち上げて大きくまわします。つま先は軽く上に向け、両手は椅子を持って支えるようにするとぐらつかずにすみます。呼吸を止めないよう注意して。

仰向けになって行うエクササイズ。手や足が心臓と同じ高さになり、血流を自然に心臓に戻すことができます。末端にあたる両手足を刺激することで血管が強くなり、脚のむくみや静脈瘤、血栓などの予防にもなります。朝起きたとき、夜眠る前などの習慣にするといいでしょう。

寝たまま
ギュッ!パッ！体操

1･仰向けになり、両手をひじから持ち上げ､親指を内側に入れてギュッと強く握る。

2・指の間をパッと広げて大きく開く。これを 10 回繰り返す。

3・両足の甲を伸ばし、ギュッと指先を丸める。

4・足首を手前に曲げてつま先を起こし、足の指をできるだけパッと開く。これを 10 回繰り返す。

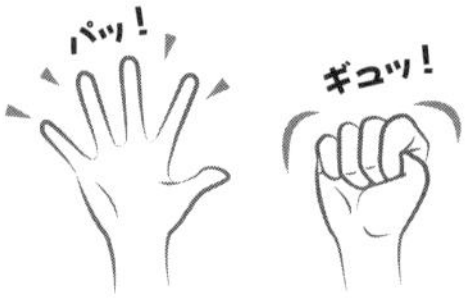

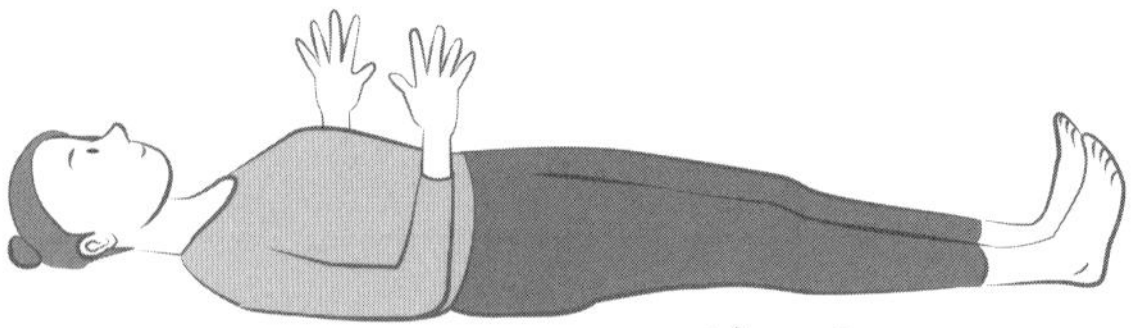

コツ

慣れてきたら、手足を同時に行ってもいいでしょう。口もいっしょにギュッ！ パッ！と動かすのもおすすめ。

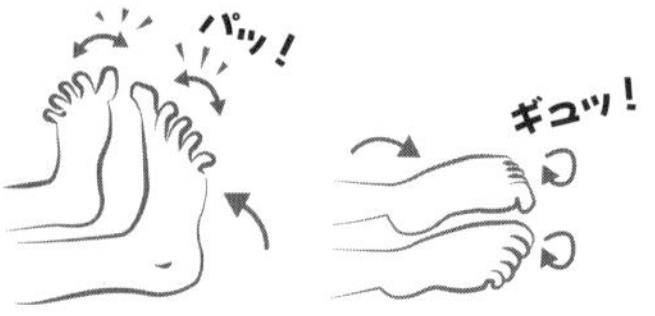

column 4

寝たまま
ブルブル体操

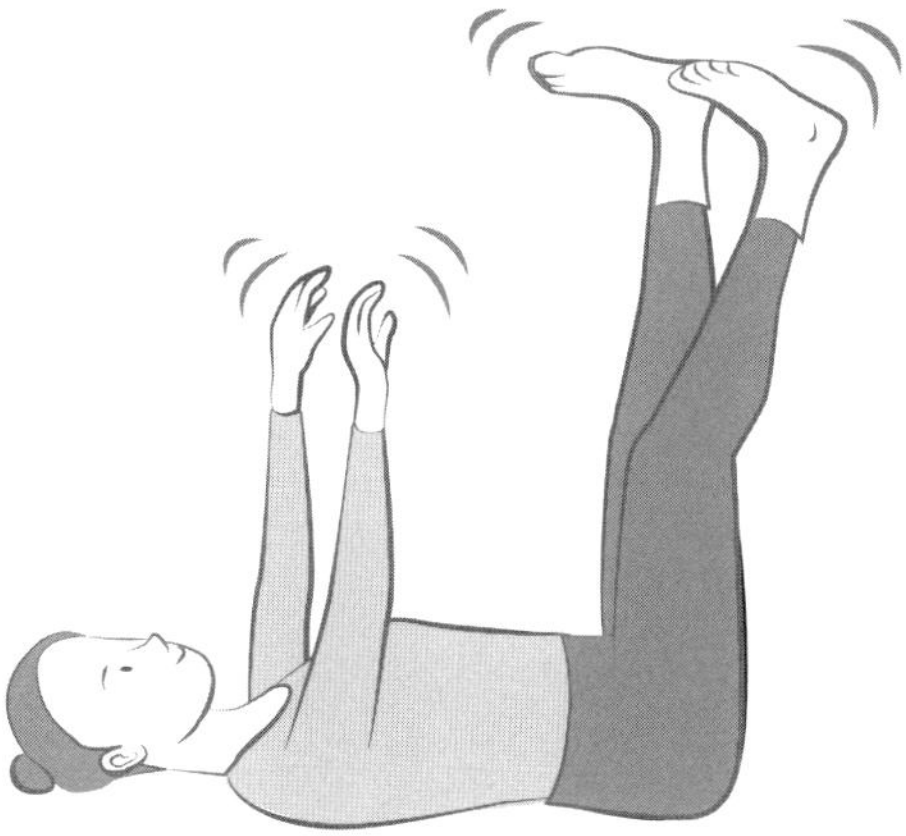

1・仰向けになり、手足を垂直に上げる。

2・両手首、両足首を軸に、ブルブルと 30 ～ 60 秒ほど揺らす。

3・揺らした時間分、30 ～ 60 秒ほど休む。

4・1 ～ 3 を数回繰り返す。

コツ

垂直に上げるのがむずかしかったら、両ひじ、両ひざを曲げた状態でぶるぶるするだけでも良いでしょう。手足の力を抜いてぶるぶる揺らすと、毛細血管が刺激されて、手足も気持ちよくほぐれます。

第2章

アンチエイジングの極意

生活習慣編

～血管を活性化させる考え方 暮らし方～

極意《22》

「見た目年齢」は「血管年齢」が関与し「血管年齢」は「生活習慣」が関与する、という事実

日本で「アンチエイジング」という言葉が知られるようになってから、ずいぶんたちます。そんな現在でも、どちらかといえば、アンチエイジングは身体の中で進行する加齢変化よりも、身体の外側、とくに顔の肌の状態やスタイルなどの〝見た目の若さ〟に興味が集まり、医学的な面よりも美容の面が強調されています。

私は約15年前から「アンチエイジング医療」に取り組んでいますが、当時は「顔の肌の老化は、すべて加齢と紫外線（ＵＶ）による肌のダメージで決まる。見た目の状態とは関係ない」という観点から、紫外線対策が第一だと考えていました。これは、抗加齢専門の皮膚科の先生も同じ意見でした。

ところが、２００９年にオランダから「双子の寿命の差は見た目年齢と関係がある」という研究論文が発表されたのです。遺伝子がほぼ同一の一卵性双生児が、

長年の社会生活を送る中で、互いの見た目に差が大きい場合、見た目が「老けて見える」人は「若く見える」人に比べて早く寿命を終えてしまうというもので、さらに見た目年齢が若い人ほど、細胞の寿命と関係するテロメア（染色体の末端部）が長いことも判明しました。一卵性双生児の女性が、一方は64歳と若く見え、他方が74歳と老けて見えた場合、つまり、見た目年齢で10歳違いですが、64歳に見えた人は社会活動なども活発にしている主婦、74歳に見えた人は喫煙者で、日焼けが強く、やせていて、うつ症状などが散見されたのです。この発表は私たちにとっても衝撃的でした。

そこで私たちは、「抗加齢ドック」のオプションで行っている「抗加齢皮膚ドック」の受診者分析を行うことにしたのです。

調査対象は２００６年3月~２０１０年11月に抗加齢ドックと皮膚ドックを受診された２７３人（50歳以上で心血管系疾患の既往症がない人たち、うち男性86人）。この人たちの見た目年齢と実年齢を評価してみました。

見た目年齢と血管年齢は関連する

見た目年齢が若いと血管年齢も5～8歳若い

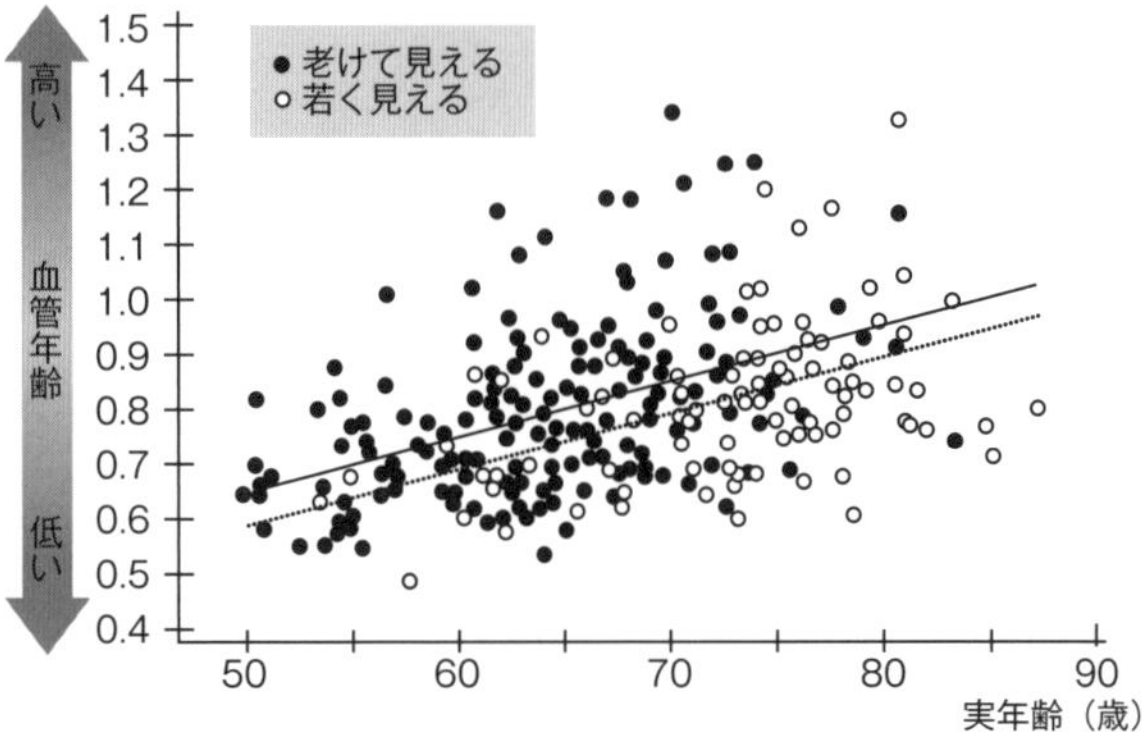

調査は、女性には化粧を落としていただき、印象を左右されがちな頭部や髪型は見えないようにして「ロボスキンアナライザー」という機械で顔写真を撮影しました。そして、その写真から判断できる皮膚の状態（肌のキメ、シミ、シワ、透明感、毛穴などの様子）から、実年齢より若く見えた人を○、歳をとって見えた人を●と表すように、老年病専門病棟の看護師20人に見た目年齢を診断してもらったのです。そのうえで、抗加齢ドックの頸動脈エコーで測定した血管年齢測定値をあわせて対応させました。

その表が上の図です。血管年齢は、動脈硬化の指標としても利用されているもので、正常値

（実年齢と同じ）を1・0とします。

若く見えた○の人、老けて見えた●の人の血管年齢の差は、男性で約8歳、女性で約5歳の差があることがわかりました。このことから、「見た目が若いと体内における血管年齢も若く、身体を若く保てる」ことが見てとれます。

「人は血管とともに老いる」という言葉があります。

18世紀のイギリスの医師トーマス・シデナムが述べた言葉とされていますが、人が血管の老化とともに老いていくというのは、21世紀の医学においても真実をズバリいい得ています。そして血管の老化の度合いは、見た目によってある程度判断できるのです。これはつまり、見た目を若く保つための努力は、美容だけでなく医学的なアンチエイジングとも強く関連性があることを意味しているのではないでしょうか。

この章では、医学的見地における見た目、すなわち血管年齢が若くなるための生活習慣の極意について述べていきます。

極意《23》

健康な生活習慣を構成する3要素は「快食」「快便」「快眠」なり

よく食べ、よく出し、よく眠る。

ベタなようですが、生活習慣の極意はこの3つにつきます。

もちろん、ここでいう「よく食べ」は、「たくさん食べる」ことではないことは、すでにみなさんはおわかりでしょう。量は食べ過ぎず、栄養バランスをとることが、「よく」の意味になります。

では、「よく出し」はどうでしょう？　どういう状態が「よく」の意味になるのでしょう？

みなさんは、便は食べものの栄養素が腸で吸収されたあとのカスだと思っていますよね。便の80％は水分で、残りの20％が固形物なのですが、20％のうち「カス」の占める割合は、3分の1しかありません。あとは、「腸粘膜のはがれたもの」

と「腸内細菌」が3分の1ずつを占めるのです。

人間の身体には、約１０００種類もの腸内常在菌（腸内細菌）があり、ひとりが持っている腸内細菌は、おおよそ百数十種類といわれています。

この菌は、健康に多大な影響を与え、免疫系の疾患や大腸がんとの関与が知られています。

腸内細菌を学ぶにあたって、わかりやすい例が赤ちゃんの腸です。主に母乳で育てられる乳児は、母乳に多く含まれるオリゴ糖が、腸内でビフィズス菌の栄養になるため、ビフィドバクテリウム属の細菌が約90％と、ほかの菌が極めて少なくなっています。

一方、粉ミルクで育てられている乳児は、ビフィズス菌以外の菌も多く見られます。そしてこれが、粉ミルクの赤ちゃんのほうが、母乳の赤ちゃんに比べて、細菌感染症や消化不良をやや起こしやすい理由のひとつと考えられています（離乳食に移行すると、その差はなくなっていきます）。そのため、大人も善玉菌と呼ばれるビフィズス菌に代表されるビフィドバクテリウム属の腸内細菌を増やしておくことがよいと考えられています。

特定保健用食品（トクホ）に認可されているビフィズス菌などが含まれているヨーグルトは、便秘や下痢の改善につながりますが、先に書いたように、腸内細菌は、人それぞれ持っている種類が違うので、いくつかの種類のヨーグルトを食べ比べてみることをおすすめします。あわせて、ビフィズス菌のエサになるといわれている、オリゴ糖を多く含むバナナやリンゴ、ニンジンなども食べるようにしましょう。

「よく出す」ために必要なのは、食生活だけではありません。

たとえば、現代人によくある傾向として、緊張感やストレスを感じるときに下腹部がさしこんで便意を催すことがあります。これは、脳のストレスが腸の働きに影響を与えている証拠です。反対に腸自体のトラブルが脳にストレスとして信号を送ることも確認されています。冷たいものを食べ過ぎたり、暴飲暴食をしたりすると下痢になりますが、こうしたとき、「やる気が出ない」「思考がまとまらない」といった気持ちの乱れにつながることがよくあります。便通異常は、脳の働きにまで影響するのです。こうした一連のメカニズムを「腸脳連関」といい、ここに大きく関わっているのが腸内細菌だとみられています。

最近の研究では、腸内細菌の存在しない「無菌マウス」では正常マウスと比較して、脳から出るホルモンのうち、神経伝達物質であるドーパミン*が多く分泌されたり、一方では神経の興奮を抑える「ＧＡＢＡ（γ（ガンマ）－アミノ酪酸）」という物質が少なくなったりとすることが知られており、腸内常在菌が脳の働きに関係して、思考や行動の調節に大きく影響していることを示唆しています。

また、小腸内には免疫関係の細胞のうち60～70％が集中しているといわれていますが、ここにも腸内細菌が関わっています。

「よく出す」ための腸内ケアがいかに大切かを、しっかりと頭に入れておいてください。

＊ドーパミンは快感や集中力などに関わる物質だが、過剰に生産されると「統合失調症」など精神疾患の引き金となる場合もある。

極意《24》

「よく眠る」ために必要なホルモン
メラトニンは、アンチエイジングにも関わっている

生活習慣の極意の3つめの要素は「よく眠る」です。残念ながら、睡眠不足に悩まされている人は多いのではないでしょうか。

睡眠を引き起こすメカニズムには、大きく2つあります。ひとつは「疲れたから眠る」。もうひとつは「夜になったから眠る」です。

夜になると、脳の松果体《しょうかたい》をいう場所からメラトニンというホルモンが出て、身体と心を眠る状態にシフトさせていき、自然な眠りにつかせてくれます。このメラトニンの分泌は、朝の光を浴びることでおさまります。つまり、メラトニンの分泌は、光によって調整されている部分が大きいのです。夜になってもいつまでも明るい照明の下で起きていたり、布団に入ってからもスマホなどを見ていたりすると、メラトニンの分泌が減ってしまい、なかなか寝つけなかったり、寝つけ

たとしても深い眠りに入れない、すぐに目が覚めるなどの睡眠障害に陥りやすくなります。反対に、遮光カーテンなどで光が差し込まない部屋だと、朝になっても目覚めない、もしくは二度寝をしてしまった……ということが起こるのも、さもありなんというわけです。

メラトニンの分泌量は、加齢によっても減っていきます。高齢者に「朝早くに目覚めてしまう」「夜中に何度も起きてしまう」という人が多いのは、こちらが関連していると考えられます。メラトニンは「眠りを誘う」ほかにも、その抗酸化作用によって細胞の新陳代謝を促進したり、疲労をとったりする作用もあるため、「よく眠る」こと自体が、疾病予防や老化予防にもつながります。

診察で不眠を訴える患者さんに必要だと思われる場合は、メラトニンをうまく働かせるための入眠剤を処方することもあります。従来型の入眠剤でなかなか不眠症が改善しない人は、試してみる価値はあると思いますが、まずは薬よりも生活習慣からアプローチしてみてはいかがでしょう。

極意《25》

メラトニンをコントロールするには体内時計を整えると効果的

生活習慣からメラトニンをコントロールするためには、体内時計のメカニズムを知っておく必要があります。

私たちの身体の中には、時間の流れを感知する体内時計が生まれつき備わっています。体内時計は時計遺伝子がつかさどっているもので、その働きが正常であれば、約1日周期で日内リズム（概日《がいじつ》リズムともいいます）が生まれます。

この時計の及ぼす範囲は、多岐にわたっていて、体温調節、血圧調節、心拍（脈拍）調節、内分泌調節などのさまざまな生理機能がこれに当たります。この体内時計の機能が悪くなる（機能不全を起こす）と、睡眠障害や精神的な病気の原因になる可能性があることは以前から知られていましたが、最近では、この異常が長期間続くことで、消化器系、循環器系などにも影響が及び、さまざまな病気を引き起こすことがわかってきました。

体内時計の中で最も中枢を担っているのが、脳の中の視交叉上核《しこうさじょうかく》という場所にある「中枢時計」ですが、同じような時計は全身の各細胞の中にもあり、それらは「末梢時計」と呼ばれています。この2つの時計のリズムがうまく同調することで、正しく一日のリズムが刻まれるのです。

ところで、中枢時計のリズムはもともと約25時間あることがわかっています。それを日々24時間周期になるようリセットしてくれるのが、朝起きたときに目から入ってくる光刺激。つまり、朝起きたらすぐに日の光を浴びることが、中枢神経をリセットするための必須条件なのです。

また、末梢神経を調整するのに重要な役目を果たすのが朝食。朝起きて1時間以内に食べることで末梢神経はリセットされ、はじめて中枢神経と同調できます。朝食抜きだと、中枢神経と末梢神経がバラバラに働くことになり、身体のリズムが乱れたまま一日を過ごすことになります。

体内時計を整える12カ条

起床	◎体内時計をリセット！
朝	**第1条** 朝起きたらカーテンを開け、日光を取り入れましょう。
	第2条 休日の起床時間は平日と2時間以上ズレないようにしましょう。
	第3条 一日の活動は朝食から始めましょう。
日中	◎しっかり活動！
	第4条 昼寝をするなら午後3時までの20〜30分以内にしましょう。
	第5条 軽い運動習慣を身につけましょう。
夕	◎メリハリが大切！
	第6条 お茶やコーヒーは就寝4時間前までにしましょう。
	第7条 就寝2時間前までに食事を済ませましょう。
	第8条 たばこは就寝1時間前にはやめましょう。 ※もちろん、健康のためには禁煙が原則ですよ！
夜	◎脳と身体の興奮を避ける！
	第9条 就寝1〜2時間前に、ぬるめのお風呂に入りましょう。
	第10条 部屋の照明は明る過ぎないようにしましょう。
	第11条 寝酒はやめましょう。
就寝	**第12条** 就寝前のパソコン、テレビ、携帯電話やテレビゲームは避けましょう。

※参考資料／睡眠障害の診断・治療のガイドライン研究会編：睡眠障害の対応と治療のガイドライン2002

そう、よく眠るための生活習慣は、実は朝から始まるのです。目覚めたらカーテンを開け、日の光を浴び、まずは中枢神経をリセット。そして1時間以内に朝食を摂って、末梢神経をリセット。これではじめて、一日の活動が滞りなく始まるのです。

ほかにも、体内時計を整えるための12カ条を表にまとめたので、ぜひ参考にしてください。

極意《26》

血圧管理のススメ①
究極の健康法は、血圧を測り続けること

この章の最初に「人は血管とともに老いる」と書きました。

健康は、動脈、静脈、そして毛細血管をできるだけしなやかに保つことに尽きます。では、日常生活の中で自分の血管が健康かどうかを自分自身で日々チェックし、管理できる唯一のものはなんでしょう。それは、血圧です。血圧測定によって、今の食事や生活習慣がプラスに働いているか、マイナスの影響を受けているかといった、変化や経過を見ることもできるからです。

オプテイマルヘルスを目指している人は、ぜひ家庭でも血圧を測ることを習慣にしてください。これぞ、自分に合わせた健康管理法です。

ダイエットするなら、まずは、朝晩体重計に乗ることから始めようとよくいわれます。毎日体重計に乗ることで、体重が増えた理由、減った理由にすぐに気づ

くことができるので、対策もすぐにとることが可能です。結果的に日常の生活に気を配り、コントロールしやすくなるわけです。記録することで励みになるという利点もあります。

血圧も同じです。毎日測ることで管理しやすくなりますし、さらにいえば、毎日測らないと、自分の血圧の状態はわからないのです。血圧は、体重よりも奥が深いです。数値の解釈も、測った場所や時間、誰が何で測ったかによっても変わります。だからこそベースになる血圧データとして、家庭で測る血圧をしっかり把握しておくことが大切です。

アンチエイジング世代になったら、家庭用血圧計を買って、ぜひ毎朝毎晩測ってみてください。正確性は劣りますが、最近多く出回っている、血圧を測れるスマートウオッチなら、さらに細かく管理することも可能です。

ところで、いくつになると高血圧と診断されるか、はっきりいえますか？

日本高血圧学会が発表している「高血圧治療ガイドライン２０１９」は左上の

成人における血圧値の分類 （単位：mmHg）

正常血圧	120／80mmHg 未満
正常血圧	130／80mmHg 未満
正常高値血圧	140／90mmHg 未満
高血圧	140／90mmHg 以上

75 歳未満の成人で 130／80mmHg 未満、75 歳以上の高齢者については 140／90mmHg 未満が降圧目標値とされています。

表の通りです。「収縮期（上の血圧）が１４０以上または拡張期（下の血圧）が90以上」であれば高血圧と判定します。高血圧の人の降圧目標値は75歳未満の成人では１３０／80㎜Hg未満、75歳以上の後期高齢者については１４０／90㎜Hg未満が一般的な降圧目標とされています。

ちなみに、アンチエイジングな血圧とはどのようなものでしょうか。動脈硬化による病気が起きにくいベストの至適《してき》血圧は、上の表にある正常血圧である１２０／80㎜Hg未満とされています。とはいえ、病院で測る血圧がこの範囲内にいる人はあまり多くないのではないでしょうか。それというのも、血圧には「白衣高血圧」なるものがあるからです。これについては、次の極意でお話しましょう。

極意《27》

血圧管理のススメ②
白衣高血圧にも、意味がある

健康診断や通院時に、診察室や待合室で血圧を測る機会は多いと思います。かつてはその数値をもとに血圧の診断、治療を行っていましたが、現在は必ずしもそうではありません。

個人差はありますが、家庭では正常血圧なのに、病院で測ると血圧が「高血圧」の数値に上昇してしまう人が、少なからずいます。一般的に、医師や看護師の白衣を見ると緊張して血圧が高くなる人が多いことから「白衣高血圧」（外来血圧）と呼ばれます。

そこで、私たちの抗加齢ドックでは、24時間自由行動下血圧測定（ＡＢＰＭ）といって、身体に血圧測定機をつけてもらい、自動的に血圧を測るようにしています。測定間隔を15分から30分間隔に設定することが多いです。それまで血圧に関する治療を受けていない人で、外来血圧が高く、ＡＢＰＭでは正常血圧の場合は、白衣高血圧と診断できます。もともと高血圧症で治療中の人が、外来血圧でさらに高くなってしまう場合は、「白衣現象」とも呼ばれます。

未治療の人や治療中の人が、白衣高血圧や白衣現象と診断されても、高血圧が原因でリスクが高まる脳卒中のような病気の発症は、あまり心配しなくて大丈夫です。正常血圧の人と比べて違いはないことがわかっています。こういう人たちには、家庭血圧を測って申告してもらうようにしています。

この場合、朝と晩の２回測定してもらいます。朝は起床後１時間以内の朝食前（降圧剤を服用している人は服用前）で、かつ排尿後で少なくとも１～２分の安静後、座位で測定します。晩は、就寝前に同じ状態で測定します。

家庭血圧は外来血圧より低い数値を示すことがほとんどなので、家庭血圧の高血圧基準は、「上の血圧が１３５以上または下の血圧が85以上」と、外来血圧からそれぞれ「５」を引いた値に定められています。

降圧薬を内服している人には、家庭血圧計を一度外来でチェックしたあと、家庭でその機械を使って毎朝毎晩血圧を測ってもらいます。そして1～2か月ごとの診察時に測定データをもとに、降圧薬を調整します。こうすると、降圧薬の効果が十分出ているか、逆に降圧薬の飲み過ぎはないかなどを正確にチェックすることができるからです。

それでは、外来血圧は測っても意味がないのでしょうか？　そんなことはありません。昔ながらの血圧測定には良い点もあるのです。患者の脈拍数を数え、不整脈がないかを確認すると同時に、血管の硬さを診ることもできます。私はいまでもこの方法で、患者さんが落ち着くタイミングを見計らって昔ながらの血圧測定をしています。

最近の研究では、この外来血圧が、外来診察ごとの血圧の変動と脳卒中に大きな関係のあることがわかってきました。

発端となったのは、高血圧と脳卒中の研究で世界のリーダーのひとりであるオックスフォード大のピーター・ロスウェル先生らが報告した「血圧の変動性と脳卒中発症のリスクが強く関係する」というものでした。彼らは、研究に参加した患者の７回の血圧測定値を基に、上の血圧（収縮期血圧）のばらつきを検討した結果、上の血圧のばらつきが大きいほうが脳卒中の発症リスクも高まるとの結論に達しました。つまり、上の血圧の数値そのものではなく、血圧測定日に起こる上の血圧の数値のばらつきが、脳卒中の発症リスクに強く影響していたのです。つい最近、私たちも同じような研究を発表しました。

愛媛県今治市の脳神経外科病院を中心に、くも膜下出血の発症予防に関する研究をしています。最近は高性能のＭＲＩを行う病院が多く、未破裂の脳動脈瘤を持つ人が非常によく見つかります。一般的に、５㎜以上の脳動脈瘤は拡大あるいは破裂しやすいといわれていますが、見つかった人には「高血圧には、とくに注意を！」と説明して経過観察となるのが一般的です。

あわせて、私たちは脳動脈瘤が見つかった人の、それ以降の外来血圧の変動を

未破裂脳動脈の拡大及び破裂のリスク要因

- 喫煙をする
- 複数の動脈瘤がある
- 動脈瘤のサイズが５㎜以上である
- 上の血圧のばらつきが 20 以上ある

約2年間検討しました。すると、2年の間に脳動脈瘤が拡大あるいは破裂した人の外来血圧、とくに上の血圧の変動は、変化がなかった人に比べて明らかにばらつきがありました。

もし、未破裂脳動脈瘤が見つかったら、外来血圧ごとの血圧の変動に注意を向けるといいと思います。あくまでも目安ですが、診察ごとの血圧が20以上ばらつくことがある場合は、主治医と相談して、血圧が安定する薬を調節してもらうのもひとつの方法だと思います。

上の表は、この研究でわかった、そのほかの拡大あるいは破裂のリスク要因です。これらが複数重なっている場合は、経過観察だけでなく、場合によっては予防的手術も選択肢に入れてもいいのかもしれません。

極意《28》

血管と同じように重要！「リンパ」の流れは、マッサージでケアを

私たちの身体中に張り巡らされていて、四六時中めぐっているのが血管。血管が健康と病、そしてアンチエイジングにおいても最重要項目であることはいわずもがなですが、実はもうひとつ、同じように身体中に張り巡らされた管の中を四六時中めぐっているものがあります。リンパです。

西洋医学を主として治療にあたっている私たちにとって、リンパの流れに注目する機会は、実はあまり多くありません。具体的にいうと、婦人科系のがんの手術でリンパ節を切除（郭清《かくせい》）したのちの患者さんに多く発症する「続発性リンパ浮腫」以外はとても少なくて、どちらかといえば、東洋医学的なイメージが多いのです。

発症した疾病をみる西洋医学と違って、未病の段階での予防を考える東洋医学

において、免疫系をつかさどるリンパの流れを重要視するのは当然なのですが、実はアンチエイジングも、同様の意味において未病の段階での予防や改善を目指すわけですから、同じように大切です。とくに、生活習慣においては、ふだんからもっと注目するべきでしょう。

みなさんも、リンパというと、風邪をひいて発熱した際などに腫れるところとか、むくみを感じたときはリンパマッサージが良いらしいといった、漠然としたイメージしか持っていないのではないでしょうか。

リンパの流れは身体全体の働きとも関連して無視できないものです。

人間の身体において、血液循環系として動脈と静脈という2種類の血管の中を血液がめぐっているのが「第1のネットワーク」。このめぐりは、体循環と呼ばれる動脈血が心臓から全身をめぐって栄養の受け渡しをするものと、心臓に戻った静脈血が肺で酸素を受け取って心臓に戻ってくる肺循環をすべて合わせても、数十秒です。一巡するのに1分もかかりません。

それに対して、リンパの流れ（リンパ系）は「第2のネットワーク」と呼ばれ、血液循環のうち静脈で回収しきれずに血管から漏れ出た水分を回収する役目のほか、腸から吸収された脂肪分を運ぶ役目をもっています。

また、血管とつながっていて、血液とリンパ液の中をリンパ球が行き来することで、身体の免疫に重要な役割を果たしています。その大部分は、次ページのように静脈角と呼ばれる部分で、右および左の鎖骨下静脈に流れ込んで血液循環と合流します。左右の下半身と左の上半身のリンパ液を集める左リンパ本幹は、別名「胸官」と呼ばれます。胸管は、左静脈角の付近に合流し、右上半身のリンパ液を集める右リンパ本幹は右静脈角付近に合流するという特徴があります。これらは、それぞれ右および左の鎖骨下静脈に流れ込み、血液循環系と合流します。

リンパ系の循環は、血液循環と違い、非常に遅くて約1日かかるといわれています。また、血液循環は心臓がポンプになって流れを促していますが、リンパにはポンプの役割をするものがありません。運動して筋肉を収縮することで初めて

リンパ浮腫に関連する主なリンパ節群

❶右リンパ本幹
右上半身のリンパ液を集める

❷胸管
左右の下半身と左の上半身のリンパ液を集める左リンパ本幹の別名。

❸静脈角
リンパの戻り口

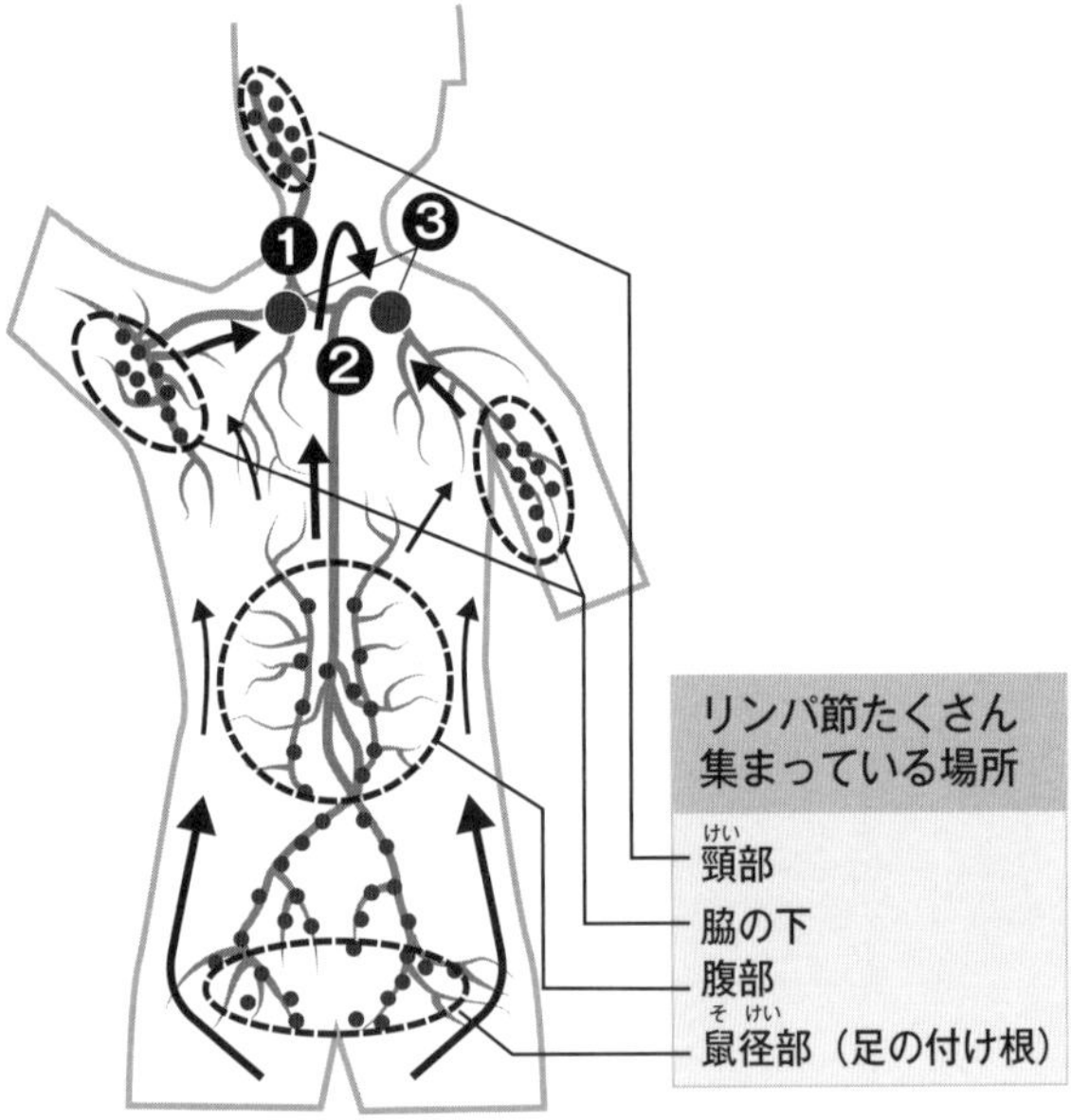

リンパ節

主流
枝流
リンパ流れの方向

流れが促進されるのです。逆にいえば、運動不足だったり、筋力が衰えると、リンパはすぐに流れが悪くなります。このようなリンパの循環障害によるむくみを浮腫と呼び、この状態が続くと免疫力の低下につながります。高齢の女性や、手術や入院による後遺症などでよく見られる症状で、こうなると、身体の老廃物を処理できなくなるため、身体のさまざまな不調を引き起こすもとになります。

適度な運動は、リンパの流れを促すという意味でも大切です。実際にむくみを感じている人は、セルフケアによるリンパマッサージを日課にしてみましょう。コツは、右の図にあるようなリンパ本幹が集まっている鎖骨周辺を軽く圧をかけながら肌の表面をリンパの流れに沿って動かしてあげること、リンパ節が集まっている場所はやさしくもみほぐしてあげることです。軽くさするだけで、滞っていたリンパが動き出し、すっきりと感じられるはずです。ただし、浮腫と呼ばれるレベルまで症状がすすんでいる人は、一度、専門医を受診して正しい方法を教えてもらうことをおすすめします。

極意《29》

コロナ時代を乗り切る〝免疫老化〟に対抗するための、8つの秘訣

以前にもまして注目されているもの、それが免疫力ではないでしょうか。

免疫力とは、身体自身が持つ抵抗力のこと。ウイルスや細菌など、病気の原因になるような病原体が体内に侵入したとき、身体が「自分とは違うものが入り込んできた」と判断し、これを排除しようとする機能のことです。また、侵入してきた病原体を弱体化させる力も持っています。

しかしながら、この免疫力も、加齢とともに低下していきます。これを「免疫老化」と呼び、加齢とともに増えるがんの増加にも関連しています。新型コロナでも、感染すると重症化しやすいリスク要因のひとつに「高齢」があげられていることでもわかると思います。

一般的に、インフルエンザウイルスや風邪ウイルスなどのような比較的小さな

異物に対する免疫機能としては、リンパ系に存在しているリンパ球の働きが有名です。とくに、Ｔリンパ球、通称「Ｔ細胞」といわれるものは、病原体に反応して増えて、リンフォカインと呼ばれる体内でつくられるさまざまな物質を増産して、免疫反応を起こすことが知られています。

加齢とともに起きる免疫老化は、Ｔリンパ球の全体的な機能の衰えによるものと考えられてきました。しかし、最近の研究からは、加齢とともに、あまり役に立たないタイプのＴリンパ球の増加に伴い免疫老化を起こすことがわかってきました。

もうひとつ、免疫細胞として有名なものに、リンパ球のひとつであるＮＫ（ナチュラルキラー）細胞があります。私たちの身体にあるリンパ球は、70～80％がＴリンパ球、５～10％が抗体（免疫グロブリン）をつくるＢリンパ球で、残りの15～20％のリンパ球がＮＫ細胞という割合になっています。ＮＫ細胞は（ほかのリンパ球と比べても）比較的大型のリンパ球です。Ｔリンパ球やＢリンパ球が、外から入ってくる病原体に攻撃されてはじめて働く、いわば受け身の免疫細胞とは異なり、ＮＫ細胞は、常に体内をパトロールしながら、ウイルスに感染した細胞やがん細胞を見つけては即座に処理をするという、きわめてアクティブな免疫細胞なのです。つまり、日常的かつ恒常的に免疫力を高めるには、このＮＫ細胞を活性化しておくことが大切。ＮＫ細胞を活性化させるための、自分自身でコントロールできる生活の極意は次の８つです。

1・たばこを吸わない
2・飲酒は適度にする
3・十分な睡眠をとって、身体に余分なストレスをためない
4・疲れすぎない程度の、適度な運動を習慣にする
5・よく笑う
6・身体を冷やさないようにして、体温を下げない
7・不必要な薬を服用しない
8・バランスのいい食事を心がける

極意《30》

〝全身を刺激し、現状の機能を維持する〟ために最適なのは、ニコニコ運動

アンチエイジングに限らず、健康な生活を支える2大要素は、食事と運動であることに異議を唱える人はまずいないでしょう。

この本の巻頭やコラムで紹介している運動は、いわば「加齢変化を、老化現象にしない」、もしくは「健康寿命を100歳にする」といったことを目標にした、太ももやふくらはぎ、血管や血流などにターゲットを絞った、ピンポイントなエクササイズです。

それらとは別に、体力を維持するための継続的な運動も、可能な限り、あわせて続けてほしいと思います。種類は、続けられるものであれば基本的にはなんでもよくて、自分の好きなスポーツを楽しむのでも、ジムに通うのでも、自宅でのトレーニングや散歩を兼ねたジョギングでもかまいません。個人の身体の状態に

よっても、その強度や方法は異なるでしょう。

私たちの抗加齢ドックでは、「ニコニコ運動」を推奨しています。「息は多少弾む程度に、でも笑顔で会話ができる程度に」という意味で名づけました。

脈拍数では、60歳で100～110／分になるのが目安。成人の脈拍数の正常値は60～80／分ですから、有酸素運動にあたります。軽い運動でゆっくりとエネルギーを消費することで、余分な内臓脂肪も消費されます。

時間は、体内の脂肪が燃え始める時間を考えると、一度に30分以上続けると効果が上がります。しかし、時間がない場合は10分程度でもかまいません。大切なのは継続なので、月に1度1時間集中的に運動するよりも、毎日10分の運動のほうがいいでしょう。継続的な運動によって全身に適度な筋肉がつくと、糖尿病に関連するインスリン抵抗性の改善にもつながります。

具体的には、早歩き、軽いジョギング、ジムであればエアロバイク、水中ならゆっくり泳ぎや水中ウォーキングなどが理想的です。膝関節や腰などに問題がある人は、水中での運動が最適です。逆に避けたい運動としては、無酸素運動です。呼吸を止めて一気に力を入れるようなベンチプレスや短距離走などは、アンチエイジング世代にはおすすめしていません。

必要なのは、鍛えて追い込む運動ではなく、刺激して維持する運動です。ちなみに、私が続けているのは、１００回ジャンプとエアロバイクです。どちらも自宅で行います。外での運動は天候に左右されるし、定期的にジムに出かけるのも昨今は難しい。でも自宅ならいつでも実行可能です。今はリーズナブルなエアロバイクも豊富ですよ。夜、夕食を食べて1時間ほどたってから始めます。血糖値が上がりやすいのは、食後30分~1時間くらいなのでちょうどいいタイミングになります。自宅なのでテレビを観ながら、またはイヤフォンで音楽や落語、英会話などを聞きながら30分から1時間続けます。距離換算でいうと、10~20㎞くらいでしょうか。自分だったらどんな運動が最適か、どのくらいの強度だとニコニコ運動になるのか、楽しんで続けられるものを選んでほしいと思います。

極意《31》

効果が出るのは食事の前？ 後？
タイプ別 ニコニコ運動を行うベストタイム

ニコニコ運動は、一般的にはいつ行うのがいいのでしょうか。時間という観点をとり入れた食事と運動の考え方は、「時間代謝学」と呼ばれています。その視点から、運動のタイミングについてタイプ別に考えてみましょう。

〈とくに基礎疾患のない健康タイプ〉

基礎疾患がなく健康で、脂肪を減らしたい人は、食前、とくに起床後が効果的。前にも説明したように、空腹状態が続いている朝方は、血糖値が一日の中で一番低い状態になっています。この状態で運動をすると、効率的に脂肪が落ちやすくなることが期待できます。反対に、食後になると血糖値（グルコース）が高くなっているので、この状態で運動をすると、グルコースからエネルギーを得ようとするため脂肪は使われにくくなり、ダイエット効果が少なくなります。

〈糖尿病あるいは糖尿病予備軍タイプ〉

糖尿病の人は、食後に軽い運動をとり入れましょう。血糖値が高い状態で運動をすれば、グルコースから消費していくため、血糖値が下がりやすく、結果的に血糖値のコントロールにもつながります。

〈高齢者タイプ〉

高齢者（65歳以上が目安）は、食前食後、どちらでもかまいませんが、以下のことを守ってください。早朝の食前運動は、自律神経の不安定さから血圧が乱高下したり、血液凝固能の亢進作用により血液がかたまりやすく、血栓ができやすいというリスクがあります。朝の食前運動は、起床から1時間程度たってからにしましょう。食後に運動するなら食後1時間程度たってから。食べてすぐは、消化のために血流が胃腸のほうにより多く流入します。こうした状態で運動をすると、食後性低血圧という状態が起きやすくなり、転倒のリスクが高まるためです。

以上の考え方をとり入れて、ぜひ効率のいい運動を楽しんでください。

極意《32》

筋肉の種類を知っていると効率的にニコニコ運動ができる

歳を重ねたからこそ、筋肉を衰えさせないようにしなくてはいけません。〝全身を刺激し、現状の機能を維持する〟ための運動について考えるとき、筋肉の種類「赤筋（せっきん）」と「白筋（はっきん）」についての知識があると、より効率よく運動を続けることができます。

人の筋肉には横紋筋と平滑筋があり、横紋筋には骨格筋と心筋があります。骨格筋は、身体を動かしたり姿勢を保ったりするために必要な筋肉です、心筋は文字通り、心臓にしかない筋肉のこと。

一方、平滑筋は内臓や血管の壁にあって、その収縮によってこれらの働きを維持します。心筋や平滑筋は自律神経が調節するので、自分の意思では動かすことができません。これを不随意筋といいます。これに対して、骨格筋は運動神経によって調節されるものなので、自分の意思で動かすことができます。これを随意筋といいます。したがって、骨格筋は自分の意思でいかようにも鍛えることができ、だからこそサルコペニアは予防することができるのです。

骨格筋は、筋繊維と呼ばれる直径0・1㎜以下の非常に細い細胞からできていて、赤筋と白筋と呼ばれる異なる性格を持つ筋繊維に分けることができます。

赤筋は1型筋繊維の通称で、より細い筋繊維で酸素を蓄えるミオグロビンというタンパク質が多く含まれているため赤色に見えるのでこう呼ばれています。赤筋は収縮スピードは遅いのですが、酸素をたくさん蓄えてミトコンドリアというエネルギー合成機関が豊富に含まれているので、繰り返し収縮しても疲れにくく、「遅筋」という別名もあります。

白筋は2型筋繊維の通称で、やや太めの筋繊維でミオグロビンがあまり含まれていないため疲れやすいかわりに、収縮スピードが速いので「速筋」とも呼ばれていて、無酸素状態で瞬時に大きな力を発揮することができます。

人はこの赤筋と白筋がモザイク状に配置されていますが、骨格筋量の大小に加えて、どちらの筋肉が多いかによって、個人個人の運動能力に差が出てくるのです。陸上選手で考えると、一般的に短距離選手は瞬発力にすぐれた白筋が、長距離選手は持久力にすぐれた赤筋が発達しています。

白筋は加齢によって衰えやすくなるため、短距離選手の能力は、30歳を超えるとトレーニングを積んだとしても、維持することは非常に困難です。一方、赤筋を鍛えるには、有酸素運動で赤筋のまわりにある毛細血管の血流を良くすることで、かなりうまく鍛えることが可能です。

というわけで、アンチエイジングに効率的な筋肉の鍛え方の極意が見えてきましたね。まずは、早歩き、ジョギング、エアロバイクのような有酸素運動で、毛細血管の血流を介して赤筋を中心に刺激します。そのうえで、体力がついてきたら、けがに注意しながら白筋をほどよく鍛える筋力トレーニングを加えていくといいでしょう。

極意《33》

暮らしの中で気づいておきたい黄色信号①
握力は年齢とともに低下！ 対策は？

何度かお話してきたように、サルコペニアは、加齢に伴って筋肉が少なくなる現象です。サルコペニアが自然な加齢変化の低下ラインを越えて、ある種の老化としての弊害が出てくるサイン（急激な低下）はいくつかあります。

代表的なのは、太ももの筋肉量。太ももの筋肉量が少ないと、動脈硬化が進行しやすく、身体のバランスの低下から転倒しやすくなることがわかっています。太ももは、立つ、歩くといった健康寿命に直接かかわってくる大切な筋肉なので、誰もが納得の指標でしょう。

ところが最近になって、同様のことが握力についてもいえることが明らかになりました。

手でつかむ、つまむ、握る、絞る、結ぶ、持ち上げる……など、日々の生活の

成人の握力の変化

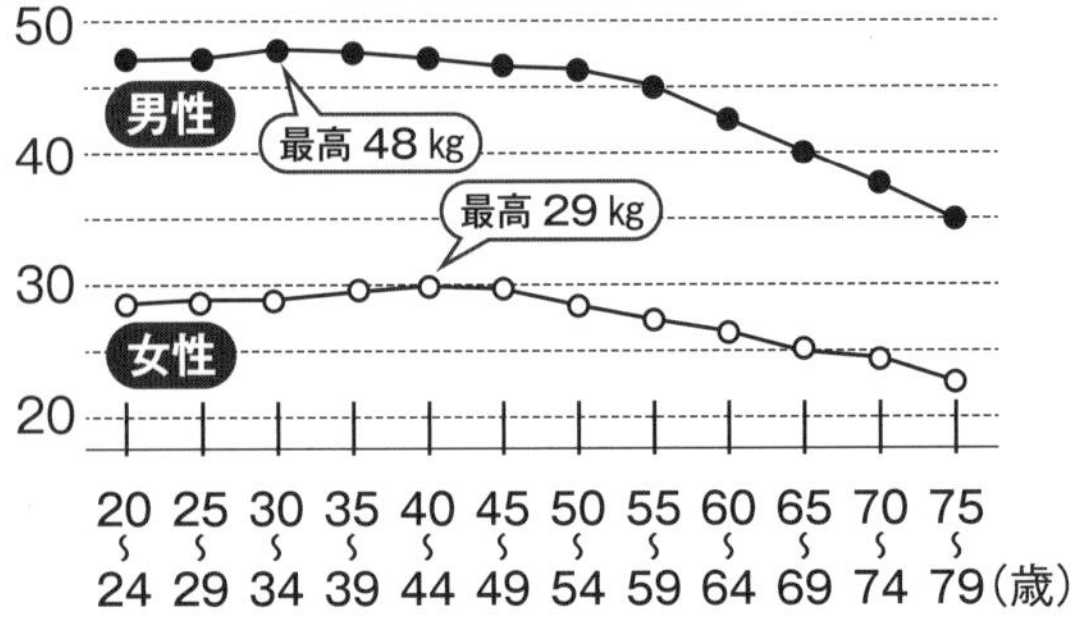

中で、握力を必要とする場面は非常に多いと思います。使う機会が多い分、握力の筋トレを日々くりかえしているようなものですから、自然に鍛えられやすい部分でもあります。が、やはり高齢になってくると、この力も徐々に衰えていくのです。

上の図は、文部科学省の握力に関するデータですが、成人以降では男性では30～34歳に握力のピークを迎え、その最高値は48kg。一方、女性では少しあとの40～44歳でピークを迎え、その値は29・47kgです。

図を見ると、握力は、身体のほかの部位の筋肉よりもピークを迎える年齢が相対的に高く、かつ20代から50代まで力の差があまりありません。これは、握力は日常生活において頻繁《ひんぱん》に使う筋肉だからというのが、理由のひとつだと思われますが、それでもその後は、加齢とともに徐々に低下してしまうことが見てとれます。

握力検査については、カナダのマクマスター大学のダリル・レオン博士らが、2015年に有力医学誌『ランセット』に、握力が弱いほどさまざまな死亡リスクが増加することを報告しました。この研究では世界17か国、合計17万人以上の集団（年齢35〜70歳）での約4年間にわたる追跡調査であることから、非常にインパクトの大きい発表でした。これによると、握力が5kg低下するごとに「すべての原因での死亡リスク」が16%、「心臓関連死リスク」が17%以上、「脳卒中のリスク」が9%、「心筋梗塞のリスク」が7%以上上昇することが判明したというのです。

もちろん、この研究だけで、握力と寿命の因果関係がすべて明らかになったわけではありません。なぜなら、握力が強い人は一般的に健康で、よく運動をしている証しでもあるからです。

この研究を証明するためには、たくさんの人に参加していただき、最初の段階で、一方は「握力を強くするような運動を行うグループ」、もう一方は「その運動を行わないグループ」に分けて、10年間くらいの追跡調査を行い、その脂肪率や健康度などを比較する必要があるでしょう。握力というわかりやすい指標が、将来の死亡や心血管疾患のリスクを評価するための検査として、有意に利用できる可能性があるということはいえます。

そこで、私がおすすめしたいのは、この指標を自分自身の生活に具体的に反映させてみることです。以前より握力が落ちていないかどうかは、日常生活のさまざまな場面でチェックすることができます。荷物を持つとき、タオルを絞るとき、ビンのふたを開けるとき、束ねた紙を縛るとき……ひとつひとつのシーンを意識して行えば、セルフチェックができると同時に、握力を鍛えることにもつながります。また、脳を刺激する指先を鍛えることにもなるので、一石三鳥です。

極意《34》

暮らしの中で気づいておきたい黄色信号②
身長が4cm以上低くなったら要注意！ 対策は？

年齢とともに必須ともいうべき老化現象が骨粗しょう症です。あらためて骨粗しょう症について説明しましょう。

骨は日々つくりかえられていて、古い骨は吸収され、新しい骨に置き換えられます。骨の吸収に関わる細胞は破骨細胞といって、次ページの図のように、多くの波状縁というギザギザを持ち、これが骨の内側に食い込んで、骨を溶かす物質を出して骨を吸収していきます。

一方、新しい骨を形成に関わる細胞は、骨芽細胞といいます。骨の構成はよく鉄筋コンクリートでできた建物にたとえられますが、コンクリート部分はハイドロキシアパタイト（カルシウムからできている）、鉄筋部分はコラーゲンにあたり、この両者がバランスよく働くことで建物（骨）は強固に保たれます。

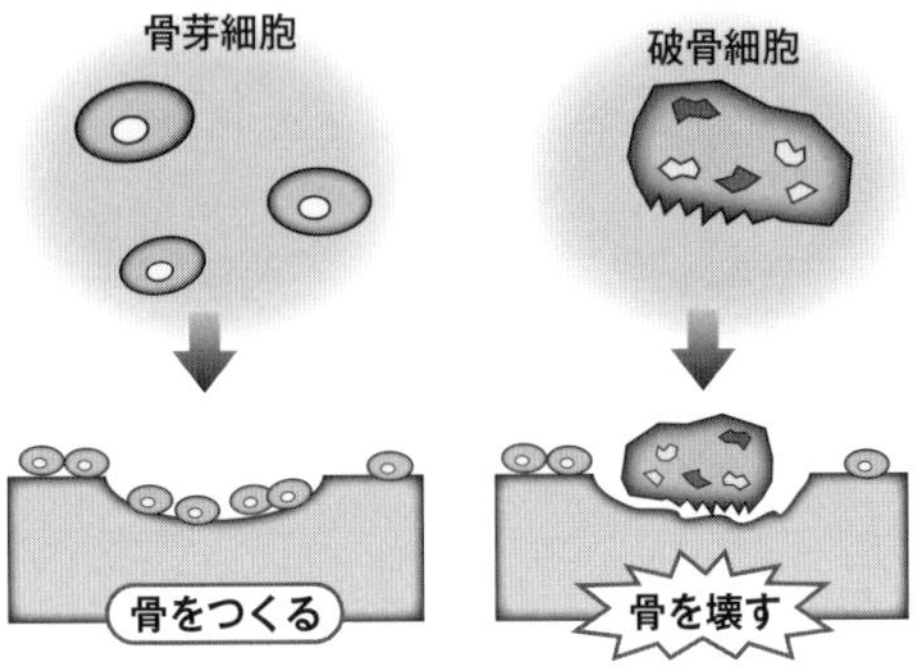

近年の研究では、コンクリートに値するカルシウム量が減っているだけでなく、鉄筋部分であるコラーゲン、とくに、鉄筋同士をつなぎとめるビスのような物質の善し悪しも重要なことがわかってきました。いわば、鉄筋がサビていないかどうか、です。

骨粗しょう症とは、骨の量が減ったり、骨がもろくなったりして脊椎、腰椎、あるいは大腿骨頸部などが骨折しやすくなった状態をいいます。骨粗しょう症は骨折につながることから、寝たきりの原因としてもクローズアップされています。

診断方法は、骨密度検査によって行われ、一般的にエックス線を用いた検査で、若年成人平均値の70％未満になると、骨粗しょう症と診断されます。この診断法だと、40歳以上の男性の３～12％、女性で19～26％程度の割合で合併してくるとされています。日本における骨粗しょう症患者は、１０００万人を超えるというデータがあります。とくに女性は、閉経後に飛躍的に有病率が増加していき、70歳以上の女性では、半数近くが合併していると推定されます。

閉経後の女性の骨密度が減少する最も大きな原因は、女性ホルモンであるエストロゲンの欠乏です。エストロゲンはいろいろな作用に関わっていますが、そのひとつに、骨を壊さないようにする作用があります。閉経後にエストロゲンの分泌量が減ると、破骨細胞が増加して、古くなった骨をどんどん溶かしていきます。骨芽細胞がそのスピードに追いつけず、骨形成が低下してしまうのです。

骨粗しょう症による骨折のうち、大腿骨頸部骨折を起こす患者さんは、年間約９万人ともいわれ、このうち40％は、社会復帰できないともいわれています。女性は、閉経を迎えたらできるだけ早く検査を受けて、必要であれば早めに治療を受けたほうがいいでしょう。

とくに、若いときに比べて身長が４㎝以上低くなっていたら、要注意。身長は加齢とともにゆるやかに縮んでいくものですが、４㎝以上なら骨粗しょう症による脊椎の骨折による危険性が高いでしょう。子どもの頃、前より背が伸びたか測ったものですが、アンチエイジング世代は、背が低くなったかをみるために、定期的に身長を測ったほうがいいかもしれません。

骨粗しょう症が及ぼすリスクは、骨折だけではありません。実は動脈硬化になるリスクも高まるのです。

骨粗しょう症になると古い骨が吸収されるのですが、このとき、血液中に流れ出たカルシウムの一部は、動脈の中に移動して壁に沈着します。そして、動脈を構成する平滑筋細胞が、あたかも骨芽細胞のような「骨をつくる」性格を持つようになるのです。

これらの関係を、現在は「骨血管連関」と呼びます。つまり、骨粗しょう症由来のカルシウムの動脈への沈着が、動脈硬化性疾患である脳卒中や心疾患を引き起こす危険性を高めるわけです。

骨粗しょう症予防は、食事においてはカルシウムとビタミンDの摂取が必須です。ほかにも塩分の摂り過ぎは、尿からカルシウムが排泄されてしまうので気をつけましょう。甘味飲料や加工食品の摂り過ぎもリンの過剰摂取につながり、骨のカルシウムが溶け出す要因になります。

生活習慣においては日光浴と運動です。おすすめは、重力にさからった運動をすること。これは、宇宙飛行士が重力のない宇宙空間にいると、骨密度がみるみる低下してしまうことでもイメージできるのではないでしょうか。骨を強くするには重力にさからうこと、具体的には陸上（水中ではなく）での有酸素運動です。骨が強くなると、血管の弾力性も改善するので、動脈硬化の予防にもつながります。持続的な骨の強化には、１日20～30分の陸上での有酸素運動が必要です。もちろん１００回ジャンプも効果があります。

これらのことに気をつけてもなお骨粗しょう症になった場合には、タイミングを逃さず内服治療を受けることが大切です。

閉経後骨粗しょう症では、当初はエストロゲン補充を治療とする方法が考えられていました。しかし、この方法は、発がん性が高まるなどの副作用が報告されたため、実用に二の足を踏む傾向がありました。

現在では、強力な骨吸収抑制作用を持つビスフォスフォネートという薬剤が、もスタンダードな薬剤として使用されています。この薬は、骨に沈着して破骨細胞の働きを抑えることで、骨の入れ替わりを遅くして、相対的に骨芽細胞の働きを高めて、骨を強くしていくものです。

半年以上服用すると、少なくとも骨密度が6～7％程度上昇することが報告されていますし、ある種の動脈硬化の検査の数字も改善するというデータもみられます。このほかに、選択的エストロゲン受容体モジュレーターという薬が使用されることもあり、この分野の治療の選択肢は、今後も増えていくことが予想されますが、いずれにしても早期発見、早期治療が肝心です。

極意《35》

暮らしの中で気づいておきたい黄色信号③
顔のシミが多いほど動脈硬化の危険性が！ 対策は？

動脈硬化の可能性は、見た目からもわかる場合があります。それは、顔のシミ。「シミの面積が多い人は、動脈硬化が強い」といえます。

シミは、いわば皮膚のコゲなので、ＡＧＥ（体内糖化度）の蓄積が大きな要因であり、血管が老化しているサインでもあります。私たちは、抗加齢ドックと抗加齢皮膚ドックのコラボレーションにより、シミと動脈硬化の関係性について、これまで30を超える論文を世界に発表してきました。そのひとつ、１６９人（平均年齢65歳）の女性の肌の調査についてお話しましょう。皮膚科専門医の先生にシミ、シワ、毛穴を評価してもらい、それと頸動脈エコー検査の関係をコンピュータで解析しました。すると、シミ、シワ、毛穴の中でいちばんきれいに相関関係があったのが、シミの面積だったのです。

なぜ、シミと動脈硬化が有意に関連するのでしょう? 私たちが注目したのは、「エンドセリン1（ET1）というホルモンです。紫外線を受けるとメラノサイト（メラニン細胞）が活性化しますが、そこに関与するホルモンがET1です。ET1がメラノサイトの変容体に作用し、シミの原因であるメラニン色素を生成します。そしてこの物質は、血管の内皮細胞を産生する物質で、血管の収縮・拡張→動脈硬化に関係していることがわかっています。さらに、これは医学的には常識なのですが、動脈硬化の人は内臓脂肪も多い傾向があります。なぜなら、内臓脂肪からは、血圧を上げる物質、血糖値を下げる働きをするホルモンの効きを悪くする物質、血を固まらせやすい物質などなど、動脈硬化につながる多くのホルモンを分泌するからです。そして、その「良くないホルモン」の一種として、内臓脂肪からもET1が分泌されてことがわかったのです。動脈硬化や内臓脂肪と違って、シミは一目瞭然です。最近シミが目立ってきた……という人は、生活習慣を見直すと同時に、一度、専門医に診てもらってはいかがでしょう。

極意《36》

暮らしの中で気づいておきたい黄色信号④
声の老化は、声帯と呼吸筋の衰え！ 対策は？

歳とともに、以前よりも自分の発生時の声がなんだか頼りなく聞こえたり、ハリがなくなったりしていないでしょうか。

たとえば、まったく知らない人と初めて電話で声を聞いただけでも、その人が若いかお年寄りかは、だいたい見当がつきますよね（しゃべり方という要素もありますが）。それは、声にも年齢が反映されるからです。

声の加齢変化は、声帯と呼吸筋が衰えてくることによるものです。声を出すとき、私たちは無意識のうち声帯を振動させます。呼吸のときは、声門（声帯のある場所の隙間）を開いているのですが、発生時には声門を閉じて声帯を振動させることで音にしているのです（次ページ図参照）。

若いときは、声帯に振動が自然にうまく伝わるのですが、加齢とともに声帯が

喉頭を上から見た図

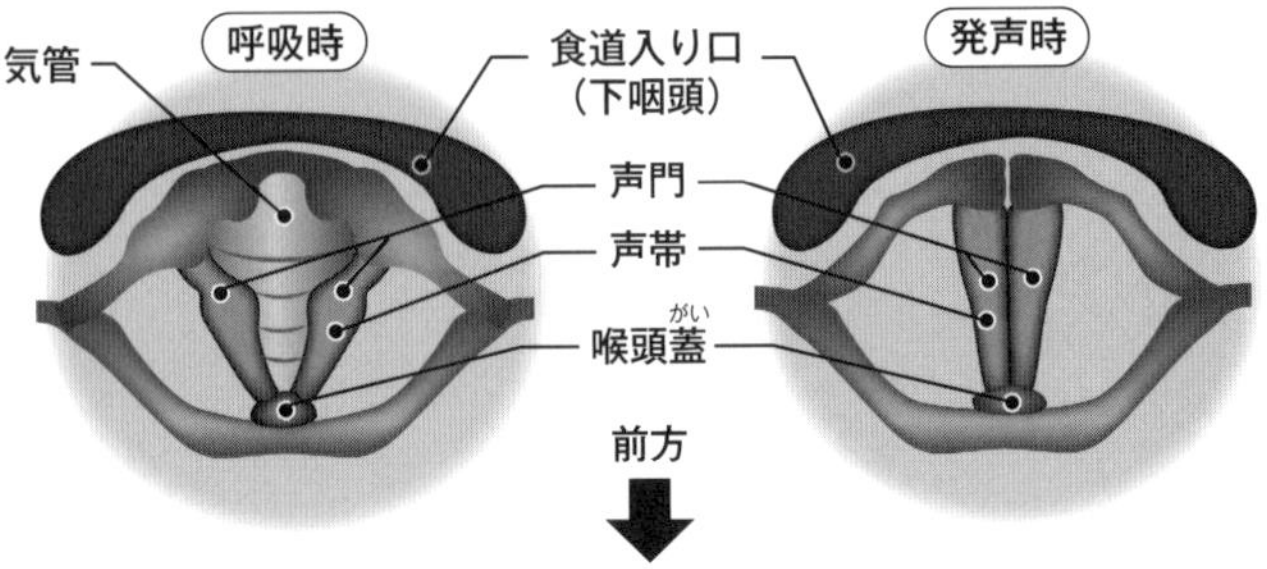

委縮し、振動がうまく伝わらずに声量、声のハリともに低下してきます。さらに、声帯を老化させてしまうものに、のどの炎症があります。喫煙などが最たるものですが、刺激の強い食べものを頻繁に、もしくは大量に食べたり、長時間にわたる大声での会話なども炎症を引き起こします。また、横隔膜を代表とする呼吸筋も、加齢とともに委縮していくのです。

では、声を若々しく保つにはどうすればいいのでしょう。呼吸筋は有酸素運動をすれば、それがそのままトレーニングになりますが、まずは、ふだんの暮らしの中で、意識的な深呼吸の時間をとり入れてみましょう。1日10回程度でも効果はあります。

深呼吸をする際には、横隔膜はもちろんのこと、肋間筋や腹筋といったほかの筋肉も連動していきます。しっかりと、肺の奥の奥まで酸素が行き渡る感じをイメージしながら行うといいでしょう。

私のおすすめするニコニコ運動をするさいも、深呼吸しながら行うとさらに効果があがります。たとえば、エアロバイクをこぐときには、吸うときに1、2、3、4と息を吸い、5、6、7、8、9、10と息を吐きます。合計10カウントで、息を吐く時間を少し長くなるように運動するのです。

息を吐く時間のほうを長めにする呼吸法は、心臓にあまり負担をかけたくない高齢者にも適した方法です。その理由は、自律神経の動きから説明できます。自律神経とは、私たちのあらゆる生体活動をつかさどる神経のことで、活動を促す交感神経と抑制を促す副交感神経という異なる働きをする2つの神経をいいます。運動をすると、誰でも交感神経の動きで心拍数が増えていきますが、このとき吸う時間よりも吐く時間を長くすると、副交感神経の活動も上がってくるので、必要以上の心拍数の上昇を防ぐことができるのです。吸う時間と吐く時間は、おおよそ1対2にするのが目安です。

私たちが最近取り組んでいるボイストレーニングは、声帯と呼吸筋の老化を総合的にケアするために考えられています。どこの部位であれ、筋肉は使わないと委縮していきます。だからこそ、高齢になればなるほど、あえて時間をとって「きちんとした呼吸法をしながら、はっきりと言葉をしゃべること」が必要になります。

ひとつだけコツをご紹介すると、腹式呼吸をしながら発声することです。のどで話そうとするのではなく、お腹の底から声を出すのです。発声の前にお腹をふくらませるつもりでしっかりと息を吸って声を出しましょう。声を出すときは、お腹が背中にくっつくようなイメージです。

歳をとると家にいる時間が増えて、声を出す機会も減っていきがちです。家族との会話も一種のトレーニングです。ひとり暮らしの人も、一日の中で深呼吸の時間や、声を出す時間をぜひ作ってみてください。朗々とした独り言やカラオケなども、声帯と呼吸筋を鍛えるいい機会になります。

極意《37》

暮らしの中で気づいておきたい黄色信号⑤
歯を失う原因の第1位は歯周病！　対策は？

アンチエイジングには、歯の健康も重要です。とくに歯周病には要注意。歯周病は、日本人の成人の約8割が罹患《りかん》しているといわれている、きわめてありふれた病気です。１９８９年から、国と日本歯科医師会が推進している「８０２０（ハチマルニイマル）運動」はご存じでしょうか。80歳になっても20本以上自分の歯を保とうという意味ですが、これは、最低20本以上の歯があれば、満足な食生活を送ることができると考えられているからです。歯周病は、これを邪魔する大きな要素。歯を失う原因の第1位は歯周病だからです。

ふだんの歯磨きを適切に行わないでいると、歯と歯肉の境目の部分に歯周病関連菌の「ポケット」ができます。ここに歯石や歯垢《しこう》といったプラークがたまっていくと、さらに歯周病関連菌が繁殖して歯肉の炎症を引き起こし、これが悪化すると最終的には歯を支えている歯肉まで破壊してしまうのです。ここまでくると、抜歯するしかありません。

歯周病には、歯を失うほかにも大きなリスクが隠れています。歯周病関連菌が歯肉から血管内に入ってしまい、全身をめぐることがわかってきました。こうなると、歯周病関連菌がつくり出す毒素が、全身の血管に慢性の炎症を引き起こして動脈硬化を悪化させてしまうのです。

実際、「心血管系疾患の患者の血液中には歯周病関連菌が多い」ことや、「動脈硬化を起こしている血管にたまっているプラークには歯周病関連菌が存在している」こと、あるいは逆に「歯周病の治療を行うと血管が若返る」ことなどが報告されています。かつては、歯科と医科は別々に診るのが一般的でしたが、今では歯の健康と身体の健康は非常に密接な関連があることが常識となってきました。「8020運動」は、アンチエイジングにも直結しています。とくに異常がないと思っていても、歯医者さんにはぜひ定期的に通うようにしてください。

極意《38》

暮らしの中で気づいておきたい黄色信号⑥
耳が聞こえにくくなると、認知症のリスクが高まる！ 対策は？

本人があまり気づきにくい（認めたくない？）加齢変化のひとつに、難聴があります。

英国での調査によると、聴力に何らかの問題を抱える人は、およそ6人に1人、日本では2015年に行われたアンケートで、難聴だと思っている人は、18歳以上でなんと13％もいたそうです。決して無視できない数字ですね。

英国の権威ある医学専門誌『ランセット』によれば、難聴＝耳が聞こえにくいことは認知症のリスクがあるとされています。と同時に、仮に難聴になる人を完全になくせたとしたら、認知症を今より9％も減らせるとされていました。

ではなぜ、難聴が認知症のリスクになるのでしょう。英国で行われた最新の調査では、50歳以上の中等度の難聴（普通の大きさの会話での聞き間違いや聞き取りにくさを感じる）がある人では、認知症のリスクが1・6倍となっていました。これに関しては2つの可能性が指摘されています。

1つめは社会的な孤立につながるため。難聴になると相手の声が聞き取りにくくなって会話が難しくなり、知らず知らずのうちに、他人との関わりが億劫《おっくう》になっていきます。私の外来でも、認知症患者の診察時は、会話の聞き取りに難渋する例は多いです。さらに、社会的に孤立すると、日常会話による刺激がなくなり、精神的ストレスで認知症になりやすくなるとの指摘もあります。

2つめは認知的な負荷のためです。本来、健全な脳は複雑な仕組みによって、会話の一部が聞こえなくても、自動的に可能性の高い言葉を補って理解することができます。たとえば「こ?ば?は」と聞こえた場合でも、「ん」という言葉がその合間に入るのではと、脳が判断して補ってくれる場合がほとんどです。しかしながら、難聴者が騒音の中で会話を聞き続けるためには、精神的にも相当なエネルギーを必要とします。このため、脳にほかの働きをする余裕が徐々に減り、結果として、全体的な認知能力が低下するのではないかと考えられています。

日常生活での難聴のサインとしては次のようなものが挙げられます。

【日常生活での難聴のサイン】

□人の話声がよく聞こえない、よく聞き間違える
□会話中、相手に何をいったか聞きなおすことが増えた
□テレビやラジオのボリュームをつい大きくしてしまう
□電話の音、ドアのベル、家電のチャイムなどになかなか気づかない
□雑音がどの方角から来ているかわからない
□聞くことに集中することが、異常に疲れたり、ストレスを感じる
□自分の声が大きいといわれる

これらのサインに自覚、または家族からの指摘があれば、耳鼻咽喉科で一度聴

力を調べる検査を受けたほうがよいでしょう。

補聴器を煙たがる人は多いようですが、眼鏡といっしょで、聴力が低下したのであれば、補聴器を適切に使用することで、周囲とのコミュニケーションをムリなく続けることができます。それはそのまま認知症予防にもつながるし、ＱＯＬ（生活の質）も高くなります。視力が落ちた場合は、すぐに対処する人が多いのに、聴力の場合は、なぜか認めたがらなかったり、認めても対処を億劫がる人が少なくありません。とてももったいないと思います。

これを実証した大規模な研究があります。

２０１６年に米国老年医学雑誌に掲載されたものですが、補聴器を使用した難聴のグループは、補聴器を使用しない難聴のグループと比較して、認知症または認知機能低下になるリスクが減少することが明らかになりました。

今は補聴器の性能もあがり、デザインもさまざまなものから選べます。難聴気味の方は、ぜひ積極的に補聴器にチャレンジしてほしいと思います。

極意《39》

暮らしの中で気づいておきたい黄色信号⑦
「度忘れと」と「もの忘れ」の違い！ 対策は？

アンチエイジング相談外来を始めた2011年の4月からこれまで、多くの相談を受けてきました。さて、どんな相談がトップだと思いますか？

ダントツに多いのは、「もの忘れが気になる」でした。そして、相談外来でお話を聞いた結果、その訴えは「もの忘れ」ではなく「度忘れ」であったという事実です。いわゆる「もの忘れ」と「度忘れ」はまったく違うものなのです。

「度忘れ」をひと言で説明すると、「よく知っているはずの物事をふと忘れてしまって、どうしても思い出せないこと」で、ここがみなさんの心配どころです。

たとえば、テレビを観ていて出てきた俳優の名前が出てこない、スーパーまで来たのに何を買いに来たのか思い出せない……などなど。けれども、これは「度忘れ」です。度忘れで病気や認知症を心配する必要は、さらさらありません。専門的には、度忘れのことを「想起障害」という記憶障害のひとつにはなるのですが、問題ありません。認知症と直結するのはひどい「もの忘れ」です。「もの忘れ」は、「普通の人だと覚えられる事柄がどうしても覚えられない」こと。通常の加齢変化として徐々に起きてくる現象でもあります。あえていえば「100歳になれば、誰もが程度の差はあれ認知症になる」のです。

抗加齢ドックでは、10個程度の単語を見てもらって覚えるテストをします。個人差はありますが、年齢が上にいけばいくほど一度に覚えられる数は減っていきます。10個のうち一度に覚えられる単語が2〜3個になってしまうと、「ひどいもの忘れ」の状態といえます。こうなると、社会生活に支障が出たり、周囲の人に迷惑をかけることが増えていき、「認知症」という診断名がつく可能性がきわめて高くなります。ちなみに、アンチエイジング相談外来に来られた人のうち、認知症が見つかった割合は5%以下でした。みなさんが不安に思っている「度忘れ」の場合は、ほとんど認知症ではないのです。ただし「度忘れ」の延長線上に「もの忘れ」があることも事実です。だからこそ、この「延長線」をできるだけ先に長く延ばさなくてはいけません。

これは私個人の意見ですが、認知症予防のためには「覚える練習をする」よりも、「思い出す練習をする」ほうが効果が高いのではないかと思っています。知っていることを忘れないようにする、思い出して確認するほうが認知症予防になるような気がするからです。

コツは、ふだんから人との会話のキャッチボールをどんどんすること。「あれ、あの人の名前なんだっけ」「あの人、あの人は……そうそう○○さんよ」とか、「昨日何食べたんだっけ？　一昨日は？」「えっと昨日は魚で、一昨日は肉を食べたんじゃ？」「そう？　2日連続で魚を食べたような気がするけど……」「あ、そうだ、肉を食べたのは3日前だ」などというように、互いに記憶を呼び起こして思い出すのです。ひとりより、会話しながらのほうが、お互いの脳によい刺激になりますよ。

極意《40》

毎年多くの患者が運ばれてくる〝脱水〟予防のキモは、「まえまえ習慣」にあり

地球規模で温暖化がすすむ時代、日本は、温帯気候から亜熱帯気候に移ったのではという実感が、ヒシヒシと迫ります。かつては、それほど問題視されることのなかった「脱水症状」または「熱中症」に多くの人が陥り、重症の場合は、命までも落としてしまうという重い現実が毎年繰り返されるようになりました。

昔はよく運動をする際に、「水を飲むと身体がバテる」とか「水を飲むのは気合が入っていない証拠」などという間違った知識で、なるべく水を飲まないことがえらいという思い込みがありました。私自身、野球の部活中の水分補給は許されなかったのですが、そのせいか、成人してからも、なんとなく水分を控える傾向があることに気づきました。若い頃にしみついた習慣を変えるには、それなりに、思い切ったシフトチェンジが必要なようです。

もちろん今では、脱水の危険性については熟知していますから、患者さんには、日常的に「こまめに水を摂ること」を指導しています。

強烈な日差しと高い外気温の中で長時間活動していると、私たちの身体の中でのエネルギーの消費量が増えていくため、知らず知らずのうちに体温が上がっていきます。この体温の上昇を防いでくれるのが、発汗による熱の放散です。このとき、大量の発汗で減った身体の水分を補給しないままでいると起こるのが、脱水症状であり、熱中症です。

最近は、室内にいても、湿気や温度、換気の具合によっては脱水がひんぱんに起こることも、知られるようになりました。とくに、高齢者は、「暑い」「のどが渇いた」というセンサーが以前よりも鈍感になっていたり、私と同じように「積極的に水分を摂ることを控えてしまう」という、かつての生活習慣が抜けないために、気がついたら大変なことになっていた、ということが少なくありません。生活習慣というのは、自分で意識して変えるようにしないと、意外に頑固なものなのです。

では、のどが乾いたらすぐに水分補給をすればいいのかというと、実は、のどの渇きを覚えてからでは遅すぎる場合もあります。

たとえば、水を例にとりますと、飲んだ水は胃の中では吸収されずに、小腸に到達してやっと吸収が始まります。経口摂取した水分が、小腸で吸収されて血管の中に入って、実際に役に立つまで、時間にして約20分ほどかかります。つまり、経口摂取のタイミングが遅れてしまうと、血管の中の水分が足りなくなる「脱水」状態が、その前に起こってしまうのです。脱水になると、身体のすみずみに栄養を運んだり、老廃物を身体の外に排出したりする力が不十分になり、全身状態が低下していき、最悪の場合は意識もなくなります。

これを避けるために覚えておきたいのが、「運動するまえ」「外出するまえ」「入浴するまえ」「寝るまえ」などに水分を摂る「まえまえ習慣」です。

一般的には、こうした行動の「あと」に、水分を摂ることが多いのではないでしょうか。それでは遅いケースも出てくるのであれば、先手を打って「まえ」に摂る。これを習慣化する。これが「まえまえ習慣」です。

これは高齢者だけでなく、老若男女すべての人に身につけてほしいと思います。摂取量の目安は、コップ1杯程度。一気に飲むよりも少しずつ口にふくみながら摂ったほうが、常温よりは少し冷やした水のほうが、体内での吸収率は良くなりますが、冷え性に悩まされているような人は、常温の水や白湯、薄めのお茶でもかまいません。

もちろん、運動中の水分補給も必須です。この場合は、定期的に少しずつ、が目安。発汗の量がふだんよりかなり多くなる運動中や、食欲が低下しているときなどは、体内吸収のスピードを速めてくれる効果のあるスポーツドリンクと呼ばれる飲料を、水と合わせて飲んでもいいでしょう。血管の中に水分が到達する時間が早まります。

気をつけてほしいのが、アルコールや糖分の多い飲料、コーヒーなど。これらは、熱中症対策の水分補給には不向きです。

極意《47》

脱水症状が引き起こしうる「一過性脳虚血性発作」の怖い症状とは？

脱水によってリスクが高まるのは、熱中症だけではありません。脳卒中です。脳卒中は脳梗塞（血管が詰まる）と脳出血（血管が破れる）に分かれますが、脱水で起こりやすくなるのは脳梗塞。先に説明したように、脱水は、身体の水分が減るだけでなく、血液中の水分が減ることにつながるため、血液がドロドロの状態に近づきます。すると、脳の血管自体が詰まったり、心臓でできた血栓が脳のほうに飛んで、脳の血管を塞《ふさ》いだりすることで脳梗塞になるリスクが高くなるのです。もちろん、脱水症状がすぐ脳梗塞を引き起こすわけではありませんが、その前段階と考えられる「一過性脳虚血発作」が起きることは、決して稀《まれ》ではないので要注意。これは、一時的に脳の血管が詰まり、脳梗塞に近い症状がみられるのですが、短時間で脳の血流は元に戻るため、とくに何もしなくても症状が改善

気をつけたい「一過性脳虚血発作」の症例

■身体の片側の手足に力が入らない、またはしびれる

■しゃべろうとしても、「ろれつ」がまわらない

■片目が見えなくなった

■急に人の言葉が理解できなくなった

■急にめまいが起きた

して、ふだんの生活に戻ることができます。が、無治療のままでいると、この発作を起こした約3割の人が〝本当の〟脳梗塞を起こすことがあります。上の表のような症状がみられた場合は、すぐによくなったとしても、念のため「脳神経外科」か「神経内科」を受診してください。

熱中症や脳梗塞が発症する時間帯は、日中を想像しがちですが、実は早朝もリスクが高いのです。理由のひとつには、夜寝ている間にも私たちの身体からは約700㎖の水分が失われているため、いわゆる脱水状態になっているからです。この予防のためにも、「まえまえ習慣」が大切なのですが、とくに高齢者の人は、夜間に起きてトイレに行くのを避けようとして、就寝前に水を飲むのを避ける傾向があります。くれぐれも注意を。

極意《42》

四季がある日本だからこそ室温の低下で、高齢者の血圧は上昇する

脳卒中全体で考えたとき、発症が一番多いのは冬です。脳卒中とは、「卒然として中《あた》る（突然あたる）」という意味で、文字通り突然起こることがほとんどですが、脳出血は明らかに冬場に増え、脳梗塞についても、心臓が原因のタイプは、12月～翌1月に発症のピークを迎えます。

このような季節性の最大の理由は、日本は、夏に暑く冬は寒いという寒暖差（温度の季節格差）が激しいため。外気温や室温の低下にさらされて、血圧が上昇するためだと考えられています。左の表は、室温が10℃低下したときの血圧上昇量です。40歳未満だと寒さによって血圧が下がるのに、40代以降は、高齢になるほど血圧がグッと上がる様子がよくわかります。とくに70代の上昇度合は顕著です。

ちなみに、メキシコやブラジルのような寒暖差が10℃以内の地域からは、脳卒

室温 10℃低下時の血圧上昇量

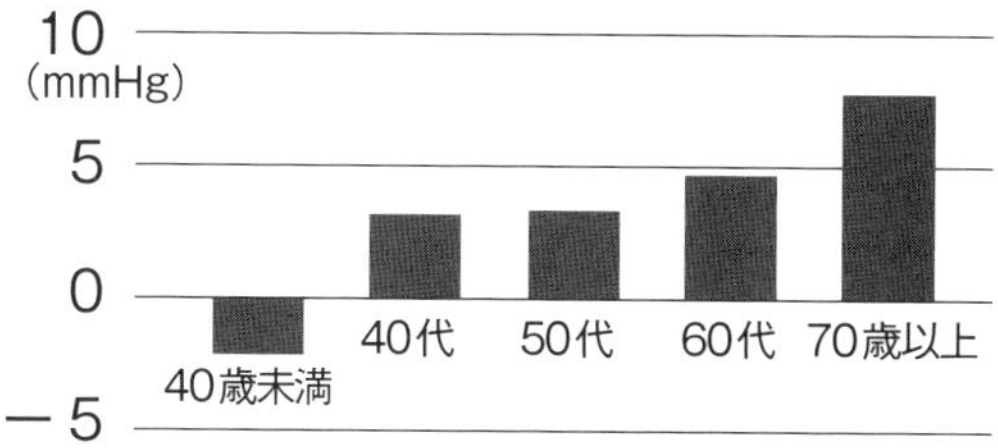

※やまぐち＋こうち健康・省エネ住宅推進協議会
・慶應義塾大学伊香賀研究室共同調査（2012年度）

中の季節変化は認められていません。ではアメリカやカナダのように、日本と同じような季節変化や寒暖差がある国ではどうかというと、アメリカではこうした変動が年々減少しています。その理由は、どうやら住宅事情にあるようです。アメリカでは、セントラルヒーティングと呼ばれる、建物全体を暖房するしっかりとした室温管理が一般的です。

一方、日本では、一部屋ごとの局所暖房が一般的です。部屋を出ると冷たい廊下、トイレ、浴室などの移動時に、急激な血圧上昇に伴う脳卒中が起こりやすいのも頷《うなず》けますね。いわゆるヒートショック現象です。これを避けるには、なるべく家中に温度差をつくらないようにすることです。廊下やトイレ、脱衣所などにも暖房器具を置き、入浴前に浴槽のフタを開けて浴室を温めておくなどの工夫をしましょう。

こうした季節変化による温度差やヒートショック現象は、実は北海道よりも、本州以西のほうがその傾向が顕著だという報告もあります。温暖ゆえに住宅に断熱性能があまりなく、局所暖房（または冷房）で済ませてしまいがちなことが、その理由だと考えられます。夏にエアコンをつけない室内で、熱中症になって運ばれるというケースも跡を絶ちません。健康長寿のためにも、季節に応じた室温管理と工夫をお忘れなく。

最近は日本でも、国土交通省が取り組んでいるモデル事業「スマートウェルネス住宅」が進んでいます。さまざまな技術や資材をもとに、スマート（エネルギー効率良い）でウェルネス（安心で健康に暮らせる）ための設備や住宅を、積極的に取り入れようとする考え方です。アンチエイジングを家から考えるという視点も、取り入れてみてはいかがでしょうか。

極意《43》

あなどれない脂肪肝を予防するために「2過ぎ1不足」を防ぐべし

以前の私は、患者さんに「食事と運動のバランスに気をつけないと、フォアグラ状態になりますよ」と笑いながら注意喚起していました。いわゆる「脂肪肝」、肝臓の内部に中性脂肪が過剰に入り込んだ状態のことです。ところが、この脂肪肝が、最近は笑ってすまされない病態になりつつあります。つまり、冗談のレベルではなく、リアルなレベルで心配な病態になることがわかってきたのです。

脂肪肝は、通常の健康診断では、ほぼ必須の腹部超音波検査（腹部エコー検査）で指摘されることが多い疾患で、男性では2～3人に1人、女性も5人に1人は見つかるといわれています。とはいえ、自覚症状はほとんどなく、こうした脂肪肝から肝硬変になるのはごく希《まれ》なため、心配のないものと考えられていました。私たち医師も、それほど深刻な病態とは考えていなかったのです。

ところが最近、脂肪肝を放置、あるいは十分対策をとらないままの状態で歳を経ていくと、一部で肝臓に炎症が起きることや、繊維化という状態が起きて、「非アルコール性脂肪肝炎」（ＮＡＳＨ）になったり、なかには、肝硬変や肝臓がんへと移行するケースがわかってきました。脂肪肝は、内臓肥満、糖尿病、脂質異常症、高血圧症などのメタボリック症候群の要素が増えれば増えるほどなりやすく、その状態が長く続くことで、さらに酸化ストレス、あるいはアディポサイトカインといわれる内臓脂肪から分泌されて体内に炎症を起こさせる物質によって、肝臓にも炎症が起きてＮＡＳＨになると考えられています。

そこで私たちの抗加齢ドックでも、メタボリック症候群があったり、血液検査で脂肪肝を疑うような所見があった人には、「まあ、様子を見ましょう」ではなく、一日も早く脂肪肝からの脱却を図ってもらうために、ただちに、生活習慣を見直す指導を行うようにしています。

脂肪肝を予防するために必要なのは、日常生活でありがちな２つの「過ぎる」

と1つの「不足」を改善すること。

まずは「お酒の飲み過ぎ」です。とくに1日3合以上飲む人は要注意。アルコールを絶つ必要はありませんが、飲み過ぎは脂肪肝リスクをかなり引き上げます。お酒の飲める体質の人が、1日1合程度の飲酒で、週に2回ほど休肝日をもうけると、逆に脂肪肝になりにくいというデータもあります。お酒好きな人ほど、これから長く飲めるためにも飲み過ぎないよう注意しましょう。

次に、「食べ過ぎ」です。カロリーオーバーはまさにフォアグラ一直線です。本書の極意の1番目に記したように、腹八分目を遵守《じゅんしゅ》しましょう。過食になりやすい早食いをやめるだけでも、ずいぶん変わると思います。

最後は、「運動の不足」になります。身体をきちんと動かして消費エネルギーを増やさないと、一度つくとなかなか落ちにくい内臓脂肪の蓄積につながります。まずは100回ジャンプを1分間、そしてニコニコ運動を30分。これを日課にして、「2過ぎ1不足」を克服しましょう。

極意《44》

薬とのつきあいかた
多剤服用にならないために

医学部の老年医学の講義の中で、必ず取り上げる話題のひとつに、多剤服用（ポリファーマシー）があります。厚生労働省も、高齢者のポリファーマシーによる健康被害を避けるため、「減薬」を念頭に処方を見直すよう、医療機関などに求める方針を決めています。同省の2016年の統計データでも、後期高齢者の75歳以上で、処方を受けた患者の約4分の1で6種類以上の薬が処方されていました。

老年医学では、高齢者に多くみられる医師の診察や介護・看護を必要とする症状・兆候の総称を「老年症候群」と定義しています。ポリファーマシーがもたらす老年症候群として、「ふらつき」「記憶障害」「抑うつ」「食欲低下」「便秘」「排尿障害」などがあげられます。

私にも経験がありますが、複数の病院を受診して処方を受けている患者の場合、二重処方（ほぼ同じ薬効の薬を別の医療機関で処方される）によって、容易にポリファーマシーになります。医療関係者が気づくか、お薬手帳なりで管理できるのであればいいのですが、なかなか難しいのも事実です。

日本老年医学会では、打開策のひとつとして、「薬物治療の必要性を適宜再考する」ことを求めており、急性期の病状が安定してきた患者や、長期通院中の患者を対象に、処方の優先順位を確認して適宜減量、中止を行うようにしています。

身体を健康に保つための薬が、身体をむしばんではなりません。内服薬の適切な使用については、主治医のみでできるものではなく、患者の治療に関わっている薬剤師、看護師、管理栄養士、理学療法士、ケアマネージャー、ホームヘルパーなど、すべての専門家が協力していく必要があります。が、何より本人も自分がどんな症状によりどのような治療を受けているのか説明を受け、処方薬についても積極的に確認するという姿勢が大切です。自分の身体を守るのは自分自身。これが、結果的にＱＯＬ（生活の質）の向上にもつながります。

極意《45》

ウィズコロナ時代のアンチエイジング
若々しい印象を与える「見た目」「声」「話の内容」とは？

新型コロナウイルスによる世界的な混乱は、私たちの予想を超えるものでした。そしてこれからも、予断の許さない状況が続くでしょう。今後しばらくは、①身体的距離の確保 ②マスクの着用 ③うがい、手洗いの徹底といった「新しい生活様式」を続けることになるかもしれません。とくにアンチエイジング世代において、感染対策は非常に重要です。それと同時に、これまでお話してきたような健康長寿の意識と極意を忘れずに、実践していただきたいと思います。

私がいまこそ必要だと思うのは、「非言語コミュニケーションの重要性」を説いた「メラビアンの法則」です。米国の心理学者アルバート・メラビアンが1970年代にパーソナルコミュニケーションにおける人の印象を数値化した法則で、解釈はいろいろとあるのですが、かいつまんでいうと次のようなものです。

人とコミュニケーションをとるときに、相手が受ける印象の割合は、見た目からの印象が55％、声からの印象が38％で、話の内容からの印象はわずか７％しかないそうです。ここで間違いやすいのは、「話の内容よりも見た目の印象が大事」という安易な解釈です。彼の研究は、「話の内容と、表情や話し方が矛盾している場合」という前提条件があります。つまり、話の内容（メッセージ）と、表情や声のトーン、話し方（見た目）が矛盾している場合に、どの要素を重視しているかを調べているのです。

たとえば、「話の内容は好意的な内容なのに、嫌悪の表情を浮かべ、しゃべり方はぶっきらぼう」というように。こんなときは、話を聞く側は、相手になかなか良い印象を持てないというわけです。逆のバージョンは、赤ずきんちゃんとオオカミのやりとり。オオカミがやさしいおばあちゃんに化けていると、怖い内容を話しかけられていても、気がつかないというパターンです。

現在、私たちは、直接会うときもできるだけ距離をとったりマスクをしたり、あるいは、オンライン越しに会話をすることが求められています。

これを味気ないととるか、もしくは、新たなアンチエイジングの機会ととらえるかは、あなた次第。つまり、会話の内容もさることながら、これまで以上に、顔の表情や目線、しぐさに気を配ることで、よりスムーズにコミュニケーションがとれるようになるのではないでしょうか。以前のような、密な状態でのおしゃべりでは、相手の顔や話し方にそれほど注意を払わずにすみました。が、今は違います。たとえば、楽しいことを伝える場合は、より楽しさが伝わる表情と声のトーンを上げることで、より伝わりやすくなるでしょう。つまり、相手が受ける印象の3要素、「見た目」「声」「話の内容」をぴったりとそろえるようにすれば、あなたからのメッセージは、より完璧に伝わるというわけです。

この「笑顔になる」「声を張っておしゃべりする」という行為は、そのまま免疫力を上げ、アンチエイジングにもつながります。積極的なコミュニケーションも、精神的な安定や認知症予防にもなるでしょう。

あとがき

～特別な夏 2020～

今年は新型コロナウイルス感染症を抜きには語れない「特別な夏」になりました。本文中にも少し触れましたが、私はあまりに新型コロナウイルス感染症ばかりに目を奪われている間に、「高齢者の認知症が進行したり」「足腰を中心とした体力の低下が進行したり」する「コロナ関連フレイル」が広がってしまうのではと危惧しています。一人ひとりが日常の予防をしっかりと行いながら社会活動を行っていく。もちろん、何より大事な人の生命が奪われないよう医療体制は整える。「ウィズコロナ」という言葉がありますが、まさにこれを体現していくことが必要なのだと思います。

今回の出版で私が訴えたかったことは、読者の皆様が周りに惑わされることなく、ご自身のオプティマルヘルスを実践していただき、人生100年時代を駆け抜けていただきたいということです。

コロナのせいで、多くの人たちの夢が、「わずか1ミリメートルにも足らない」小さなウイルスに絶たれてしまいました。「この特別な1年をしっかりと将来に生かしていきましょうね」となりますが、おそらく大多数の方の心には、とてもこのような言葉を響かせることはできないと思います。

私が大好きなアスリートの池江璃花子選手の言葉は、おそらく多くの方の心に届くのではないでしょうか。

「私も白血病という大きな病気をしたからよくわかります。思っていた未来が、一夜にして、別世界のように変わる。それは、とてもキツい経験でした。そんな中でも救いになったのはお医者さん、看護婦さんなど、たくさんの医療従事者の方に、支えていただいたことです。身近で見ていて、いかに大変なお仕事をされているのか、実感しました。しかも今はコロナという新たな敵とも戦っている。本当に感謝しかありません。ありがとうございます。２０２０年という特別な年を経験したことで、スポーツが決して〝アスリートだけでできるものではない〟ということを学びました。さまざまな人の支えの上にスポーツは存在する。本当にそう思います。（中略）逆境からはい上がっていく時には、どうしても、希望の力が必要だということです。希望が、遠くに輝いているからこそ、どんなにつらくても、前を向いて頑張れる」（池江璃花子選手の「祈りのメッセージ」より）

縁あって、この世に生まれてきた私たちは、生きている限り歩みを止めることはできません。もちろん、死を自分で決めることはできません。ですから、この世に存在する限り私たちは、自分なりの価値観を持つことは認められ、それぞれの人生を体現していくのでしょう。この本が皆様の人生のレールにおいて、ほんの小さな道しるべとしてお役に立てるものになれば幸いです。

２０２０年10月吉日　伊賀瀬　道也

抗加齢ドックについて

本編で何度も出てきた「抗加齢ドック」やそこでの調査項目について興味を持たれた方も多いと思うで、ここでざっくりとですが、どんな検査を行うのかを紹介しておきます。

愛媛大学医学部付属病院　抗加齢・予防医学センター（AAC）
抗加齢ドック
対象／主に壮年・高齢者（40歳～70歳）
血管系の特殊検診及び認知テストを行い、血管年齢・脳年齢を測定。
オプテイマルヘルスの考えに基づき、当人の検査結果をもとに適切な運動療法や食事療法のアドバイスを行い、必要な場合は専門医を紹介。

検査内容

・身体測定（身長、体重、BMI、血圧、ウエスト・ヒップ比）
・血液検査（貧血、肝機能、腎機能、脂質、血糖、甲状腺機能、心不全マーカーほか）
・頭部MRI・MRA、及び3T MRI（脳内病変の有無の確認、脳内血管の状態を把握）
・腹部・大腿部CT（内臓脂肪定量、大腿部筋肉量の測定）
・簡易認知機能検査 あたまの健康チェック
認知症ではない健常な方を対象とした10分で行える、言葉を使ったスクリーニング検査。ハイリスク群MCI（軽度認知症）の評価に効果的。
アルツハイマー型認知症を評価できるタッチパネル式のセルフチェックも施行可能。

・頸動脈エコー（超音波探触子を頸部に当てることで頸動脈内の状態、血管内腔の大きさを観察し、動脈硬化を視覚的にとらえて診断する）
・脈波伝播速度検査（両手足の血圧を同時に測定し脈波伝播時間より算出される動脈の硬さの程度を評価。同時に足関節上腕血圧比算出することで大血管のつまり具合も推定）
・骨密度（骨年齢）測定（超音波骨密度測定器を用いて骨塩量をはかり、骨年齢を算出）
・重心動揺検査（平衡機能有無を客観的に把握）

無料オプション検査

「24時間自由行動下血圧測定（ABPM）」、「睡眠時無呼吸症候群（SAS）」スクリーニング検診、「カロリーカウンター」による日常運動量の検査など。

「抗加齢相談外来」「あたまの健康チェック」も行っています。

問合せ先

愛媛大学医学部附属病院
〒791-0295 愛媛県東温市志津川454
TEL 089-964-5111（代表）

抗加齢ドック（毎週火曜・水曜）　基本コース　50,050円
動脈硬化度（血管年齢）・骨密度・ホルモンバランス・認知機能、脳ドック（MRI・MRA）・内臓脂肪検査（腹部CT）など

※参考資料
「愛媛新聞」平成23年5月27日〜平成31年8月23日
見た目が20歳若返る!血管健康法』（実業之日本社）
「ゴースト血管」に効く! 1分かかと上げ下げ』（河出書房新社）ほか

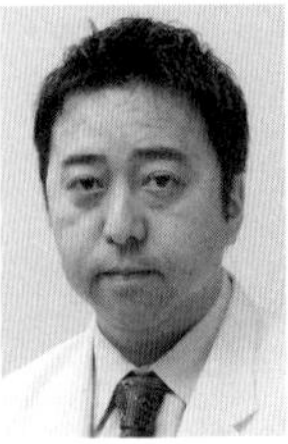

伊賀瀬道也（いがせみちや）

愛媛大学大学院抗加齢医学（新田ゼラチン）講座教授（兼・愛媛大学医学部附属病院　抗加齢予防医療センター長）。

1991年 愛媛大学医学部卒業（第二内科入局）。1993年 公立学校共済組合近畿中央病院研修医（循環器内科）。1999年 愛媛大学大学院機能系専攻・卒業（医学博士）。1999年 愛媛大学医学部老年科（現・脳神経内科老年医学講座）助手。2003年 米国Wake Forest大学・高血圧血管病センター・リサーチフェロー。2005年 愛媛大学医学部加齢制御内科（現・脳神経内科老年医学講座）講師。2011年 愛媛大学医学部附属病院抗加齢予防医療センター長（現在まで）。2014年 愛媛大学大学院老年神経総合診療内科（現・脳神経内科老年医学講座）准教授。2015年 愛媛大学大学院老年神経総合診療内科（現・脳神経内科老年医学講座）特任教授。2019年 4月より現職。

血管の専門家としても有名。これまで、アンチエイジング（抗加齢）医療で、約4,000人の外来患者を診てきた。NHKの“血管特集”番組など、テレビ出演も多数。著書は『見た目が20歳若返る！血管健康法』（実業之日本社）『「ゴースト血管」に効く！ 1分かかと上げ下げ』（河出書房新社）など。

企画・進行　湯浅勝也
販売部担当　杉野友昭　西牧孝　木村俊介
販売部　辻野純一　薗田幸浩　亀井紀久正　平田俊也　鈴木将仁
営業部　平島実　荒牧義人
広報宣伝室　遠藤あけ美
メディア・プロモーション　保坂陽介
FAX：03-5360-8052　Mail:info@TG-NET.co.jp

アンチエイジング医療の医師が教える！
「食事」と「生活習慣」の極意

2020年11月5日　初版第1刷発行

著　者　伊賀瀬 道也

発行者　廣瀬和二

発行所　株式会社 日東書院本社

〒160-0022
東京都新宿区新宿2丁目15番14号 辰巳ビル
TEL　03-5360-7522（代表）
FAX　03-5360-8951（販売部）
振替　00180-0-705733
URL　http://www.TG-NET.co.jp

印刷・製本　図書印刷株式会社

ISBN　978-4-528-02317-8　C2077